Kliniktaschenbücher

W0246523

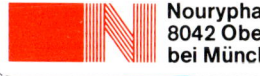

H. Kopera

Hormonelle Therapie für die Frau

Mit klinischen Beiträgen
von J. Huber

Mit einem Geleitwort
von C. Lauritzen

Mit 6 Abbildungen und 32 Tabellen

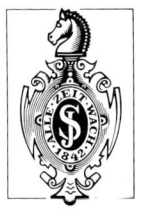

Springer-Verlag
Berlin Heidelberg New York
London Paris Tokyo
Hong Kong Barcelona
Budapest

Prof. Dr. Hans Kopera
c/o Institut für experimentelle und klinische Pharmakologie,
Universität Graz,
Universitätsplatz 4, A-8010 Graz

Prof. Dr. Dr. J. Huber
I. Universitäts-Frauenklinik
Spitalgasse 23, A-1090 Wien

ISBN 3-540-54554-9 Springer-Verlag Berlin Heidelberg New York

Die Deutsche Bibliothek – CIP-Einheitsaufnahme
Kopera, Hans: Hormonelle Therapie für die Frau : mit 32 Tabellen / H. Kopera.
Mit klinischen Beiträgen von J. Huber. – Berlin ; Heidelberg ; New York ;
London ; Paris ; Tokyo ; Hong Kong ; Barcelona ; Budapest : Springer, 1991
(Kliniktaschenbücher)
ISBN 3-540 54554-9

Satz: Fotosatz-Service Köhler, Würzburg
Druck und Bindearbeiten: G. Appl, Wemding
21/3130-543210 – Gedruckt auf säurefreiem Papier

Geleitwort

Hormontherapie, das ist nicht nur die Verabfolgung von Hormonpräparaten; denn eine erfolgreiche Behandlung mit diesem sehr wirksamen Verfahren gründet sich vor allem auf einer guten Kenntnis der Physiologie des Endokriniums und seiner Krankheitszustände. Sie benutzt dabei Ergebnisse der Pharmakologie und baut auf einer exakten, sinnvoll angesetzten Diagnostik auf. Diese Voraussetzungen haben die Verfasser dieses Buches der Bedeutung entsprechend ausführlich und sorgfältig abgehandelt.

Indikation, Präparatewahl und die Feinheiten in der Individualisierung der Hormonbehandlung sind Erfahrungssache. Sie können daher nur durch eine lange Praxis oder über das Studium guter, praxisnah abgefaßter Lehrbücher erlernt werden.

Zwei bekannte Hormonspezialisten, ein besonders auf Hormone spezialisierter Pharmakologe und ein erfahrener Kliniker, der Gynäkologe und Endokrinologe ist, haben sich in diesem Buch zusammengefunden, um den Leser ihre Kenntnisse und die Summe ihrer jahrzehntelangen Erfahrungen auf dem Gebiete der Hormontherapie zu vermitteln. Ich hoffe, daß viele Frauenärzte, praktische Ärzte, aber auch die Vertreter benachbarter Fächer mit dem Lesen und Zurateziehen dieses Buches die Chance wahrnehmen, in der Hormonbehandlung im Interesse ihrer Patientinnen erfolgreich zu sein. Mit der Darstellung auch der neuesten Verfahren der Hormontherapie, die erst kürzlich von der Grundlagenforschung erarbeitet wurden, erhält das Buch zugleich in einigen Abschnitten Fortbildungscharakter.

Ich wünsche den Verfassern und ihrem Werk den verdienten Erfolg.

Ulm, September 1991   Prof. Dr. C. Lauritzen

V

Vorwort

In den letzten Jahrzehnten hat die Endokrinologie im allgemeinen und die endokrine Therapie im speziellen eine geradezu fulminante Entwicklung erfahren. Dieser wird in der Ausbildung der Ärzte eher ungenügend Rechnung getragen, so daß viele durch manches Problem der täglichen Praxis überfordert werden. Das trifft in besonderem Maße für die hormonelle Behandlung der Frau zu, mit der sich nahezu jeder praktisch tätige Arzt zu beschäftigen hat.

Die vorliegende Abhandlung ist als Orientierungshilfe gedacht. In didaktisch sehr vereinfachter Form werden die endokrinologischen Gegebenheiten beschrieben, die als Grundlagen für die Verwendung von hormonellen Arzneimitteln angesehen werden müssen, und es wird – auch mit Hilfe einiger therapeutischer Beispiele – versucht, das Verständnis ihrer Umsetzung für die Behandlung der Frau zu erleichtern. Die Vollständigkeit eines Lehrbuches der Endokrinologie wurde nicht angestrebt.

Die Ausführungen beschränken sich auf die therapeutische Verwendung von Hormonen oder hormonartig wirkenden Stoffen, soweit sie für die Frau spezifisch ist. Endokrine Therapie, die für Mann und Frau (und für das Kind) verwendet wird, blieb unberücksichtigt.

Am Ende der Veröffentlichung finden sich tabellarische Zusammenstellungen der für die genannten Zwecke im deutschen Sprachraum üblicherweise angewandten Präparate; für die Hilfe bei deren Abfassung sei Frau Dr. M. U. Rieben, Pfäffikon, und den Herren Dr. H. Becker, München-Oberschleißheim, sowie Mag. G. Seethaler, Wien, gedankt. Schließlich werden für interessierte Leser einige relevante Veröffentlichungen zum vertieften Studium empfohlen.

Inhaltsverzeichnis

Abkürzungsverzeichnis

ACTH	adrenokortikotropes Hormon, Kortikotropin
ADH	Adiuretin, Vasopressin, antidiuretisches Hormon
AMP	Adenosinmonophosphat
cAMP	zyklisches Adenosinmonophosphat
ATP	Adenosintriphosphat
CBG	kortikoidbindendes Globulin
DF	decapacitation factor
DNS	Desoxyribonukleinsäure
EE	Äthinylöstradiol
FSH	follikelstimulierendes Hormon
GMP	Guanosinmonophosphat
cGMP	zyklisches Guanosinmonophosphat
GnRH	Gonadotropin-Releasinghormon
HCG	humanes Choriongonadotropin
HDL	High-density-Lipoprotein
HHG	human hypophyseal gonadotrophin
HHL	Hypophysenhinterlappen
HMG	humanes Menopausengonadotropin
HPL	human placental lactogen
HVL	Hypophysenvorderlappen
ICSH	interstitial cell stimulating hormone
IUD	Intrauterinpessar
LDL	Low-density-Lipoprotein
LH	luteinisierendes Hormon
LUF	luteinisierter, nicht-rupturierter Follikel
PCO	polyzystisches Ovar
PG	Prostaglandin
PIF	prolactin inhibiting factor
PMS(G)	Pregnant mare serum (gonadotrophin)
RH	Releasinghormon

RNS	Ribonukleinsäure (ribonucleic acid)
mRNS	Messenger-RNS
SHBG	sexualhormonbindendes Globulin
TACE	Trianisylchloräthan
TBG	thyroxinbindendes Globulin
TRH	Thyreotropin Releasinghormon
TSH	thyreoidea stimulierendes Hormon, Thyreotropin

1 Einleitung

Die Kenntnis von der endokrinen Funktion der weiblichen Gonaden begann mit einem historischen Experiment. Es war dem sehr ähnlich, das Berthold 1848 in Göttingen ausgeführt hat, als er die innere Sekretion der Hoden demonstrierte; bekanntlich kastrierte er junge Hähne und verhinderte durch Transplantation der Testes die Atrophie des Hahnenkamms und die für eine Kastration typischen Verhaltensänderungen dieser Tiere. Die für die weiblichen Geschlechtsdrüsen entscheidenden Versuche machte 1896 Emil Knauer, ein Gynäkologe in Wien und Graz, indem er bei Kaninchen durch Autotransplantation von Ovarien die endokrine Funktion dieses Organs bewies. In allen Fällen, bei denen die Ovarimplantation anging, unterblieb nämlich die sonst der Kastration folgende Involution der Eileiter, des Uterus und der Vagina. In einem Fall beobachtete er in einem transplantierten Ovar sogar Follikelreifung und nachfolgende Schwangerschaft. Aus diesen Ergebnissen schloß Knauer, daß der Eierstock Substanzen produziert und in die Zirkulation von Blut und Lymphe abgibt, die diese Effekte hervorrufen; er nahm also an, das Ovar besäße neben seiner Hauptaufgabe, Ova zu produzieren, auch noch die einer inneren Sekretion. Ähnliche Experimente, die auf eine innere Sekretion der Ovarien hinwiesen, führten um 1890 zwar auch Halban in Wien und Rubinstein in Estland an Meerschweinchen, Kaninchen und Ratten durch, doch dürfte Knauer der erste gewesen sein, der dieses physiologische Konzept entwickelt hat. Der Anstoß dazu kam wohl von seinem Lehrer, dem Frauenarzt Chrobak in Wien, der bereits 1895 klimakterische Beschwerden mit der Gabe von Ovarialgewebe behandelt hatte.

Um die Jahrhundertwende entdeckte Fraenkel die Funktion des Corpus luteum. Er zeigte, daß die Entfernung der Ovarien oder der Corpora lutea bei einem Kaninchen kurz nach der Kopulation die

Nidation des befruchteten Eis verhindert und zum Tod der Feten führt, wenn dieser Eingriff später durchgeführt wird.

Ohne auf die vielen höchst verdienstvollen Forscher näher einzugehen, die in den folgenden Jahrzehnten die chemische Struktur und die wesentlichen Wirkungen der verschiedenen Hormone aufklärten – darauf wird in den einzelnen Kapiteln kurz hingewiesen werden – sei nur noch ein Forscher erwähnt, dessen grundlegender Beitrag zur Endokrinologie in der Frauenheilkunde zu selten beachtet wird. Gemeint ist der Österreicher Ludwig Haberlandt, der in den 20er Jahren mit seinen Tierexperimenten die Basis für die Verwendung von Steroiden zur Kontrazeption geschaffen hat. Er erzeugte vorübergehende Infertilität, indem er die Eierstöcke trächtiger Kaninchen und Meerschweinchen in fertile Artgenossen verpflanzte. Gleiches erreichte er auch mit Extrakten von Gelbkörpern und Plazenten. Haberlandt hat seine Experimente in der Absicht durchgeführt, eine Methode zur Geburtenkontrolle beim Menschen zu finden. Leider starb er bereits 1932, lange ehe die eigentlich von ihm entdeckte Kontrazeption mit Steroiden durch weitere Arbeiten vor allem der Amerikaner Pincus, Rock, Garcia und Djerassi zu einer weltweit anerkannten, höchst wirksamen Methode der Empfängnisverhütung entwickelt worden war.

2 Allgemeine Endokrinopharmakologie

2.1 Definitionen

Hormone sind Stoffe, die im Körper gebildet werden und in kleinster Menge wirken (Vitamine sind gleichfalls meist in kleinster Menge wirksam, werden aber nicht im Körper synthetisiert). Stoffe mit Hormonwirkung finden sich bereits bei Krebsen und Mollusken. Bildungsstätten der Hormone sind:

a) Endokrine Organe (Drüsen mit „innerer Sekretion" ohne Ausführungsgang nach außen); sie bilden die sogenannten „klassischen Hormone";
b) Zellverbände (z.B. Nervenzellen, Epithelien);
c) Plasma oder Gewebe, wo eine Bildung aus Vorstufen („precursors") erfolgt (z.B. Testosteron bei der Frau).

Die Hormone können in folgende Gruppen unterteilt werden:

a) Proteo- und Peptidhormone: Releasinghormone des Hypothalamus, Hormone der Hypophyse, Relaxin (Ovar), Choriongonadotropin (Plazenta).
b) Steroidhormone (Sexualhormone).
c) Von Aminosäuren abgeleitete Hormone.
d) Gewebehormone („autacoids"): Das sind endogene, organische Transmittersubstanzen, welche nicht in Drüsen, sondern in individuellen Zellen gebildet werden und ihr Zielorgan entweder über den Blutweg oder durch Diffusion erreichen (parakrine Wirkung); dazu gehören Polypeptide, wie gastrointestinale Hormone, Kinine etc.; Glykoproteine, wie Erythropoetin; Amine, wie Serotonin, Dopamin, Azetylcholin etc.; Fettsäuren, wie Prostaglandine.

Für die Frauenheilkunde sind Proteohormone und Steroidhormone von größter Bedeutung.

2.2 Informationsübertragung

Der Begriff Hormon wurde 1905 von Starling für Sekretin, einem Gewebehormon, geprägt. Heute versteht man unter Hormonen chemische Verbindungen, die – in extrazellulärer Flüssigkeit aufgelöst – Informationen von Zelle zu Zelle übertragen. Sie nehmen selbst nie an energieproduzierenden Prozessen teil, üben aber in vielen Geweben regulatorische Effekte auf Wachstum, Differenzierung und Stoffwechselvorgänge aus. Ähnlich den Katalysatoren kontrollieren sie die Ablaufgeschwindigkeit verschiedener zellulärer Funktionen, ohne dabei zerstört zu werden. Sie sind nicht befähigt, Informationen zu speichern. Hormone gelangen als Steuerimpulse des endokrinen Systems über den Blut- und Lymphweg zu den Organen und Zellen des Körpers und lösen bei bestimmten Zellen in niedriger Konzentration eine Antwort aus.

Intrazellulär wird die Information gleichfalls durch chemische Verbindungen übertragen: Enzyme, allosterische Liganden, Proteine, gewisse Ribonukleinsäuren (RNS) und Desoxyribonukleinsäuren (DNS); RNS und DNS dienen jedoch zusätzlich der Speicherung von Informationen.

Die Funktion der Hormone ist der der Nerven vergleichbar, die ebenfalls Informationen von Zelle zu Zelle übertragen. Im Gegensatz zum endokrinen System und ebenso wie das intrazelluläre System der Informationsübertragung hat das Nervensystem jedoch auch die Möglichkeit der Informationsspeicherung. Die extrazelluläre Informationsübertragung läßt sich nicht immer und eindeutig in eine hormonelle und neurale trennen.

Die Übermittlung chemischer Signale durch Hormone ist integrierender Bestandteil komplexer Regelkreise. Die endokrine Zelle synthetisiert das Hormon. Eine durch Struktur und chemische Eigenschaften charakterisierte, genetisch festgelegte Botschaft wird in das Molekül eingebaut. Die Botschaft enthält Informationen darüber, mit welcher Zelle das Hormon reagieren soll und welche Vorgänge es auszulösen hat. Das Hormon wird gespeichert oder durch Sekretion in das Blut abgegeben. Die hormonale Information im Plasma und in der interstitiellen Flüssigkeit wird durch die Konzentration des Hormons bestimmt. In den meisten Fällen ist die Empfängerzelle für die Hormonkonzentration in der sie umgebenden extrazellulären Flüssigkeit empfindlich, und es besteht eine quantitative Beziehung zwischen

Hormonkonzentration und Hormoneffekt. Nur selten spricht die Empfängerzelle eher auf die Geschwindigkeit der Hormonkonzentrationsänderung an.

Durch Interaktion mit den Rezeptoren des Zielorgans wird eine Reihe physikalischer und chemischer Vorgänge ausgelöst, die im Zusammenspiel mit dem regulatorischen Netzwerk der betroffenen Zellen eine metabolische Antwort auf das endokrine Signal zur Folge haben. Über Rückkoppelungsschleifen („feedback loops") wird der Erfolg an die endokrine Zelle zurückgemeldet und dadurch ein physiologischer Regelkreis geschlossen. Mit Rückkoppelungsschleifen kann die Hormonproduktion der endokrinen Zelle reguliert werden. Es gibt eine (seltenere) positive Rückkoppelung, bei der das Hormon eine Hormonproduktion steigert (z. B. hemmt Östradiol die FSH-Bildung – ein negatives Feedback – regt aber die LH-Sekretion vor der Ovulation an, was therapeutisch zur Ovulationsauslösung verwendet werden kann). Meist handelt es sich jedoch um negative Rückkoppelungsvorgänge (z. B. hemmt eine hohe Östradiol- oder Progesteronkonzentration im Blut die weitere Bildung und Ausschüttung von hypothalamischen Releasinghormonen und hypophysären Gonadotropinen).

2.3 Hormonbiosynthese und Speicherung

Die Bildung der Hormone hängt von vielen Faktoren ab (Alter, Geschlecht, Krankheit, Gravidität, Psyche, Pharmaka, Wechselwirkungen zwischen den einzelnen Hormonen etc.). Die Biosynthese der nicht eiweißartigen Hormone ist weitestgehend geklärt, die der eiweißartigen Hormone im einzelnen jedoch noch wenig untersucht.

Ein Teil der Hormone kann gespeichert werden (z. B. Gonadotropine), ein anderer (z. B. die Sexualhormone) wird nicht nennenswert gespeichert, sondern bei Bedarf produziert.

2.4. Hormontransport

Die Hormone gelangen auf noch nicht völlig geklärtem Wege aus der endokrinen Zelle in die extrazelluläre Flüssigkeit und diffundieren von ihr in das Blut. Die Hormonkonzentrationen sind in verschiedenen

Abschnitten der Blutbahn unterschiedlich; so haben z. B. hypophysäre Releasinghormone nur im Pfortadersystem der Hypophyse eine wirksame Konzentration.

Im Blut werden die Hormone durch spezifische *Transportproteine* gebunden, deren physiologische Bedeutung nicht gesichert ist; sie bedingen keine bessere Löslichkeit und haben keine Speicherfunktion. Das sexualhormonbindende Globulin (SHBG) bindet Östradiol, Progesteron und Testosteron. Für andere Hormone gibt es sogar mehrere Trägerproteine. Alle bisher isolierten hormonbindenden Proteine scheinen ein Hormonmolekül durch ein Eiweißmolekül zu binden. Das freie und das gebundene Hormon sind untereinander frei austauschbar. Man nimmt an, daß nur freies Hormon aus dem Blut in die extrazelluläre Flüssigkeit diffundiert und die Empfängerzelle erreicht, also biologisch wirksam ist. Daher ist für die Klinik die Konzentration des freien, nicht die Gesamtkonzentration des Hormons von entscheidender Bedeutung. In der Schwangerschaft oder bei Behandlung mit steroidalen Kontrazeptiva nimmt z. B. SHBG und damit die Gesamthormonkonzentration zu, ohne daß mehr freies Hormon zur Verfügung stünde.

Die Plasmakonzentrationen der Hormone sind außerordentlich niedrig. Das machte ihre Isolierung besonders schwierig, weil für die Gewinnung eines kristallisierten Wirkstoffs bis zu millionenfache Anreicherungen Voraussetzung waren.

Die Geschwindigkeit des Hormonabbaus stimmt mit den von ihnen beeinflußten Vorgängen überein, d. h. sie werden mit der Geschwindigkeit inaktiviert, mit der sie Funktionen regulieren.

2.5 Rezeptoren

Damit ein Hormon eine Wirkung ausüben kann, muß es mit der Empfängerzelle (des Erfolgsorgans) in Kontakt kommen. Angenommen wird, daß die Effektorzelle gewisse höchst spezifische Erkennungsmechanismen (Rezeptoren) besitzt, die ein Hormon (den Boten, und dieser den Rezeptor) erkennen (Diskriminatorfunktion) und die im gelösten Hormon enthaltene Information in biochemische metabolische Vorgänge der Zelle umsetzen kann. Viele Zellen haben keine Rezeptoren und erkennen daher die Hormone nicht. In zellfreien Systemen sind Hormone unwirksam.

Alle Rezeptoren scheinen große, sehr spezifisch gebaute Proteine zu sein. Es gibt in der äußeren Zellmembran eingebaute Rezeptoren und solche, die sich im Zellinneren befinden. Die Paßform der Rezeptoren ist so vollkommen, daß das Hormon nicht nur mit einer hohen Spezifität, sondern auch mit einer hohen Affinität gebunden wird; letztere erklärt die große Empfindlichkeit der Körperzellen für geringste Hormonkonzentrationen.

Der Rezeptorgehalt unterliegt physiologischen und pathologischen Schwankungen; dies gilt beispielsweise für Östrogen- und Progesteronrezeptoren während des Zyklus. Der unterschiedliche Rezeptorgehalt bei pathologischen Zuständen kann für die Auswahl der Therapie benutzt werden (Korrelation zwischen Rezeptoren und hormonaler Tumortherapie z. B. beim Mammakarzinom).

Ohne daß eine völlige Trennung möglich ist, sei aus didaktischen Gründen daran festgehalten, daß man prinzipiell zwei Rezeptorgruppen unterscheidet:

Membranrezeptoren: In der Zellmembran befinden sich mobil eingelagerte große Lipoproteinkomplexe, deren Proteinkomponente die eigentliche Bindungsstelle für das Peptidhormon enthält. Ein solcher Rezeptor fängt das Hormonmolekül mit der Bindungsstelle („binding-site") des herausragenden Rezeptormoleküls ab und verändert sich nach der Verbindung mit dem Hormon selbst so sehr (Konformationsänderung), daß er auf Nachbarmoleküle im Zellinneren bestimmte Wirkungen ausübt (z. B. wird die Adenylatzyklase aktiviert). Membranrezeptoren sind die Rezeptoren für Peptidhormone (und Katecholamine).

Zytoplasmatische und Kernrezeptoren: Steroide (und vielleicht auch bis zu einem gewissen Grad Peptidhormone) wirken über zytoplasmatische und über Kernrezeptoren, wobei der Hormontransport von der Zellmembran zum Kern durch den Zytosolrezeptor besorgt wird. Bei diesen Steroidhormonrezeptoren handelt es sich um Proteine des Zytoplasmas bzw. Chromatinproteine des Zellkerns, die Hormone mit großer Spezifität aus dem Blutplasma aufnehmen.

Wahrscheinlich kommt es zu einer physikalischen oder chemischen Reaktion zwischen Hormonmolekül und Rezeptor (reversible, nicht kovalente Bindung), und das Rezeptormolekül wird räumlich so geformt, daß es sich zum Hormonmolekül oder zu Teilen desselben komplementär wie ein Schlüssel zum Schloß verhält. Die gefundene Anreicherung eines Hormons in der Empfängerzelle beweist die Existenz von Rezeptoren (z. B. Östradiol in Uterus, Vagina, Hypophysenvorderlappen, Milchdrüse; Progesteron im Myometrium). Durch die Bindung des Hormons an den Rezeptor verweilt das Hormon meßbar länger und durch Anreicherung im Kern in größerer Konzentration in diesem Erfolgsorgan (z. B. bestimmbar mit radioaktiv markiertem Progesteron und Östradiol).

2.6 Wirkungsmechanismen der Hormone

Gut bekannt sind nur die sekundären Hormonwirkungen, die biochemischen und die klinischen Hormoneffekte (Spätwirkungen). Sie sind die letzten Glieder einer Kette von physikalischen und chemischen Reaktionen, welche die primären Hormonwirkungen darstellen.

Der molekulare Wirkungsmechanismus, d. h. die Frage, an welchem chemischen und physikalischen Prozeß das Hormonmolekül selbst und auf welche Art und Weise es beteiligt ist, wurde noch für kein Hormon vollständig aufgeklärt. Vermutet werden:

a) Membranwirkungen: Sie erfolgen rasch, in Sekunden oder Minuten.
b) Wirkungen auf die Eiweißsynthese: Sie erfolgen langsam, in Stunden oder Tagen.
c) Wirkungen auf die Enzyme.
d) Andere, nicht näher definierte Wirkungen.

Im folgenden seien nur die Membran- und die Wirkungen auf die Proteinsynthese etwas ausführlicher besprochen.

2.6.1 Membranwirkungen

Wirkungen über Membranrezeptoren

Nach Sutherland ist das Hormon in der extrazellulären Flüssigkeit der „erste Bote", der primäre Überträgerstoff („first messenger"). Durch Besetzen einiger Bindungsstellen im großen Molekül des Rezeptoreiweißes kommt es auf noch nicht näher bekannte Weise (Konformationsänderung des Rezeptorproteins) unter Mithilfe eines „regulatory protein" zur allosterischen Aktivierung der an der Innenseite der Membran der Rezeptorzelle lokalisierten Adenylatzyklase, die rasch die Umwandlung des energiereichen Adenosintriphosphats (ATP) in das zyklische AMP (3′,5′-Adenosinmonophosphat) veranlaßt. Zyklisches AMP (cAMP) übermittelt als „zweiter Bote", sekundärer Überträger („second messenger"), intrazellulär die Hormoneffekte des extrazellulär gebundenen Hormons (Verstärkereffekt). Durch Aktivierung einer inaktiven phosphatübertragenden Proteinkinase werden über phosphorylierende Enzyme, die an subzelluläre Strukturen gebunden sind, die weiteren Schritte der Reaktionsfolge in Gang gesetzt, die zum Endprodukt der Hormonwirkung führen. Dafür ist im allgemeinen die Anwesenheit von Kalziumionen nötig, deren Durchtritt durch die Zellmembran auch durch die Hormonrezeptoren reguliert wird. Die weiteren Schritte bis zur Transkription sind weitgehend unbekannt. Zyklisches AMP kann auch Transportsysteme in der Membran beeinflussen.

Zyklisches AMP wird mit Hilfe der Phosphordiesterase, die durch das kalziumbindende Protein Kalmodulin aktiviert wird, durch Öffnen des Ringes rasch zu 5′-AMP abgebaut. Methylxanthine (Koffein, Theophyllin) wirken z. T. durch Hemmung der Phosphordiesterase.

Neben dem cAMP kommt auch dem zyklischen GMP (Guanosin 3′,5′-Monophosphat) in mehreren Geweben regulatorische Bedeutung zu. Guanylzyklase katalysiert die Synthese von cGMP. Als weitere zweite Boten werden auch die Prostaglandine diskutiert.

Die Steuerung von metabolischen Prozessen über diese zweiten Boten und die Mechanismen der Enzymregulation erfolgen in Zeitintervallen von Sekunden bis Minuten.

Weil in verschiedenen Geweben durch cAMP die Synthese von Steroidhormonen stimuliert wird, werden Steroidhormone auch als „dritter Bote", tertiärer Überträger („third messenger"), bezeichnet.

Der Umstand, daß unterschiedliche Wirkungen der einzelnen Proteo- und Peptidhormone stets durch das gleiche cAMP vermittelt werden, wird damit erklärt, daß die enzymatische Ausstattung der Zielorgane sehr unterschiedlich ist. Zellen verschiedener Gewebe reagieren unterschiedlich auf eine Vermehrung von cAMP, weil sie verschiedene enzymatische Profile haben, d. h. die Zellen tun das, wozu sie durch ihre Ausrüstung befähigt sind. Sie werden nach dem gleichen Grundprinzip je nach Ausstattung in sehr verschiedener Weise durch Hormone beeinflußt.

Wirkungen auf die Zellmembran

Die wesentlichen Membranwirkungen der (Peptid-)Hormone betreffen zwar die soeben besprochenen Einflüsse auf membrangebundene Enzyme, es gibt jedoch auch Wirkungen auf die physikalischen Eigenschaften der Zellmembran. Der (physikalische) Hormoneffekt auf den Rezeptor (Konformationsänderung) führt zu Membranänderungen, die für den Transport von Ionen und Aminosäuren in die Zelle von Bedeutung sind. Diese Hormonwirkungen sind sekundärer Natur.

2.6.2 Wirkungen über intrazelluläre Rezeptoren

Das Steroid dringt (passiv?) durch die Zellmembran und wird von einer der zwei Subunits des im Zytosol gelösten Rezeptoreiweißes zum Hormonrezeptorkomplex gebunden (Assoziation), wodurch das Gleichgewicht des Rezeptors zwischen aktiver und inaktiver Konformation zur aktiven verschoben wird (Transformation). In einer von Temperatur und Ionenkonzentration abhängigen Reaktion bildet sich am Hormonrezeptorkomplex die Bindungsstelle, die mit hoher Affinität im Kern mit einem nukleären Akzeptor reagieren kann. Der Hormonrezeptorkomplex dringt in den Zellkern ein (Translokation). Die Spezifität der nukleären Aufnahme des zytoplasmatischen Hormonrezeptorkomplexes beruht auf spezifischen Akzeptorstellen des Kerns. Der Steroideiweißkomplex kann sich an DNS und/oder an den Eiweißanteil des Chromatins binden. Es kommt zur Entspiralisierung der DNS-Stränge, das Enzym RNS-Polymerase katalysiert die Synthese einer spezifischen RNS im Kern. Die Information wird von der DNS abkopiert. Dieser Vorgang zur Übertragung von genetischen Informationen von DNS auf eine besondere Ribonukleinsäure nennt man Transkription. Die nunmehr mit informativen Fähigkeiten ausgerüstete RNS bezeichnet man als Boten- oder Messenger-RNS (mRNS), weil sie die Informationen zu den Orten der Zelle bringt, an denen die Synthese von Enzymen oder Proteinen abläuft, also letztlich der eigentliche Hormoneffekt ausgelöst wird. Dies sind die Ribosomen. Dazu muß die mRNS aus dem Zellkern ausgeschleust werden. Die mRNS wandert also vom Kern in das Zytoplasma und gelangt mit den Ribosomen in Kontakt, die den mRNS-Strang abtasten, die Sequenz der Basen ablesen und dementsprechend die richtigen Aminosäuren zu einer Peptidkette (Protein) zusammenfügen. Bei diesem

Vorgang wird die Basensequenz gemäß einem festgelegten Code in eine Aminosäuresequenz übersetzt (Translation). Mit der Translation erfolgt die Realisierung der genetischen Information, d. h. die Synthese von Enzymen oder Proteinen an den Ribosomen, die ihrerseits den Aufbau neuen Zellmaterials (Organwachstum), Stoffwechselregulationen und Differenzierung zustandebringen können.

Die Bindung von Hormonen an die Rezeptoren in der Zellmembran oder in intrazellulären Kompartimenten löst eine komplexe Kaskade von Effekten aus. Die Weiterverarbeitung der hormonalen Information entspricht den Bedürfnissen des Gesamtorganismus und den metabolischen Möglichkeiten des Erfolgsorgans. Es kommt zur Integration von endokrinen und zellulären Regulationssignalen, zu einem physiologischen Prozeß im Gesamtorganismus.

2.7 Hormonantagonisten

Es gibt Stoffe, die spezifische Hormonwirkungen an der Empfängerzelle verhindern durch

a) kompetitive Hemmung infolge Verdrängung,
b) sterische Kompetition, wobei der Antieffektor die Verlagerung des Gleichgewichts zur aktiven Seite verhindert,
c) natürlich gebildete Hormonantagonisten wie Antikörper.

2.8 Möglichkeiten der Hormontherapie

Der therapeutischen Verwendbarkeit von Hormonen waren lange Zeit enge Grenzen gesetzt, einerseits weil die aus tierischen Geweben gewonnenen Steroide (z. B. Sexualhormone) oral meist wenig wirksam sind, da sie im Körper viel zu rasch abgebaut werden, andererseits weil Glukoproteine (z. B. Gonadotropine) aus menschlichen Hypophysen hergestellt werden mußten, wollte man Nebenwirkungen oder Resistenzerzeugung vermeiden. Die aus tierischen Organen isolierten Polypeptide waren manchmal zwar gut wirksam, führten aber als artfremde Produkte häufig zu Unverträglichkeitserscheinungen und Unwirksamkeit. Die Hormontherapie konnte sich erst auf breiter Front durchsetzen, als es gelang, brauchbare Präparate auf neuen Wegen herzustellen.

Dies geschah bei den Polypeptiden durch Vollsynthese, Teilsynthese oder Biosynthese (mittels gentechnologischer Präparation unter Mithilfe von Bakterien).

Für die Gonadotropine war die Entdeckung entscheidend, daß der Harn schwangerer bzw. postmenopausaler Frauen als Rohstoff für die industrielle Herstellung von Präparaten mit gonadotropen Hormonwirkungen verwendbar ist.

Bei den Steroiden fand man die gesuchten Möglichkeiten einerseits durch chemische Veränderungen der halbsynthetisch (aus natürlich vorkommenden Steroiden) hergestellten Stoffe mit Hormonwirkungen, andererseits, indem man neue Verbindungen entwickelte, die zwar nicht in allen, aber doch in den wesentlichsten pharmakologischen Eigenschaften den Hormonen ähnlich sind. Dadurch ist es möglich, einzelne Wirkungsqualitäten besonders hervortreten zu lassen, weshalb manche dieser Substanzen für bestimmte therapeutische Zwecke sozusagen maßgeschneidert sind und mit ihren besonders nützlichen pharmakokinetischen und/oder pharmakodynamischen Profilen quasi eine Verbesserung der Naturprodukte darstellen [oral wirksame Östrogene und Progestagene, schwangerschaftserhaltende Progestagene (Allylestrenol), lang wirkende Ester von Östrogenen und Progestagenen, Progestagene der letzten Generation]. Diese Verbindungen sind weder chemisch, noch im Wirkungsmuster, noch nach der Definition der Physiologie mit Hormonen identisch. Weil sie aber vorwiegend hormonartige Wirkungen besitzen und z. T. sogar als „verbesserte Hormone" therapeutisch verwendet werden, unterscheidet man sie im Sprachgebrauch kaum mehr von den natürlichen Hormonen; es wurden auch die Bezeichnungen Hormonoide oder Hormonomimetika vorgeschlagen. Diese artifiziellen Hormone sind also in ihren wesentlichen Wirkungen mit den natürlichen vergleichbar, unterscheiden sich von ihnen aber in der chemischen Struktur und entweder durch höhere Wirksamkeit und/oder Spezifität, größere metabolische Stabilität oder ein abweichendes pharmakologisches Profil.

Hormone und ihre artifiziellen Verwandten können zur Substitution, Stimulation, Inhibition oder für andere pharmakodynamische Wirkungen, welche durch höhere als physiologische Dosen erzielbar sind, verwendet werden.

2.8.1 Substitution

Bei den Hormonen handelt es sich um körpereigene Produkte. Deshalb führt ein Fehlen oder eine unvollständige Produktion eines Hormons zu Mangelerscheinungen. Dieser Ausfall kann durch Substitution behandelt werden, und zwar entweder zur Wiederherstellung einer normalen Funktion (z. B. Ovulationsinduktion mit GnRH oder Gonadotropinen bei hypogonadotroper Ovarialinsuffizienz) oder zur nicht funktionellen, doch phänomenologischen Restitution (z. B. Erzeugung einer regelmäßigen Abbruchblutung mit Östrogenen und Progestinen bei Amenorrhö) oder zur Beseitigung der durch den Hormonausfall bedingten Beschwerden (z. B. „hormone replacement therapy" im Klimakterium).

2.8.2 Stimulation

Eine mangelhafte, ja sogar die normale Funktion eines endokrinen Organs kann durch Hormone angeregt und über die Norm gesteigert werden. Beispiele dafür sind das positive Feedback mit Östrogenen (Hohlweg-Effekt), die GnRH-Therapie bei Gonadotropinmangel oder die Induktion einer Ovulation mit Antiöstrogenen, die zur vermehrten Gonadotropinproduktion führt.

2.8.3 Inhibition

Die normale oder pathologisch gesteigerte Funktion eines endokrinen Organs kann durch Hormone unterdrückt werden. Diese Tatsache nutzt man z. B. zur Behandlung der Endometriose mit Progestagenen, zur Hemmung der Ovulation mit Östrogenen und Progestagenen zum Zwecke der Empfängnisverhütung oder zur Förderung der Fertilität mit Kortikosteroiden bei der hyperandrogenämischen Ovarialinsuffizienz (über Unterdrückung der Produktion von ACTH, welches zur Bildung androgener Steroide der Kortikosteroidbiosynthese führt und dadurch eine Gonatotropinhemmung bedingt).

2.8.4 Andere pharmakodynamische Wirkungen

Neben den Wirkungen der Hormone, die durch physiologisch vorkommende Mengen erzeugt und therapeutisch genutzt werden, kann man durch höhere, sogenannte „pharmakologische Dosierungen" Effekte hervorrufen, die im physiologischen Bereich nicht wahrscheinlich sind, weil der Körper die dafür erforderlichen Quantitäten nicht erzeugen kann. Beispiele für ein derartiges therapeutisches Vorgehen sind die Behandlung des Endometrium- und Mammakarzinoms mit hohen Dosen von Sexualsteroiden oder die Verwendung eines Östriolesters als Hämostyptikum bei kapillaren Blutungen; früher verwendete man die Östrogene auch zur Hemmung einer unerwünschten Laktation.

2.9 Grenzen der Hormontherapie

2.9.1 Zielorgan

Begreiflicherweise muß das Zielorgan nicht nur vorhanden sein, sondern auch noch auf die direkte oder indirekte Wirkung des zugeführten Hormonpräparats adäquat reagieren. Wenn etwa ein Ovar auf die injizierten oder durch Behandlung mit Ovulationsauslösern vermehrt produzierten Gonadotropine nicht mehr reagiert, ist die Grenze dieser Therapie erreicht. An diese Grenze stößt man auch nach mehrmaligem guten Ansprechen im Laufe einer Behandlung durch eine Art Erschöpfung der Wirkung oder des Organs. Die Behandlungsmöglichkeit ist auch dann eingeschränkt, wenn durch zu hohe oder vielleicht nur zu unphysiologische Dosierungen eine ins Pathologische überschießende Reaktion erfolgt; ein Beispiel hierfür ist die seltene, therapiebedürftige Amenorrhö nach Ovulationshemmung durch kontrazeptive Behandlung.

2.9.2 Allgemeine Nebenwirkungen

Nebenwirkungen allgemeiner Art tragen sicherlich, wenn auch in relativ bescheidenem Maße, zur Begrenzung der Indikationsgebiete und Anwendungsmöglichkeiten von hormonalen Präparaten bei. So verbieten z. B. östrogenabhängige maligne Geschwülste die Gabe von Östrogenen. Wegen der virilisierenden Effekte der Androgene wird man mit deren Verwendung bei Kindern und Frauen besonders vorsichtig sein. Ähnliches gilt für die Anwendung oraler Kontrazeptiva bei Frauen mit Thrombophlebitis oder schweren Herz-Kreislauf-Erkrankungen. Lebensbedrohende, akut toxische Wirkungen fehlen jedoch den meisten dieser hochwirksamen Verbindungen.

2.9.3 Behandlungsweise

Während die industrielle Produktion der Wirkstoffe und der pharmazeutischen Präparate kaum mehr ein begrenzendes Moment für die Möglichkeiten der endokrinen Therapie darstellt und den Wünschen nach unterschiedlicher Wirkungsdauer der Verbindungen durch chemische und pharmazeutische Eingriffe im allgemeinen zufriedenstellend nachgekommen werden kann, stößt man nicht selten mit der Applikationsart an die Grenzen der therapeutischen Möglichkeiten. In manchen Fällen (z. B. Wiederherstellung des Zyklus) besteht nämlich die Absicht, die Verfügbarkeit und Wirkung der endogen produzierten Hormone nachzuahmen. Wir sind aber weit davon entfernt, mit der Zufuhr von außen das sehr fein geregelte physiologische Gleichgewicht der natürlichen Hormone imitieren zu können, da dieses von einer Vielzahl aufeinander abgestimmter Vorgänge abhängt, welche Produktion, Sekretion, Bindungen an Träger- und an Gewebeeiweiß, Abbau und Ausscheidung regulieren und über deren Mechanismus uns noch zu wenig bekannt ist. Wir bewegen uns also mit der Hormonbehandlung nicht selten wie die vielzitierten Elefanten im Porzellanladen, was wohl auch manchmal dazu führt, daß wir unser therapeutisches Ziel nicht erreichen; es bleibt ohnehin verwunderlich genug, daß wir die erwünschten Effekte trotz allem noch so häufig erzielen.

2.9.4 Kosten

Ohne Zweifel können auch die Kosten eine Hormontherapie beschränken, denn die Herstellung mancher Hormonpräparate ist außerordentlich teuer und bedingt zwangsläufig einen hohen Preis. Andererseits soll nicht unerwähnt bleiben, daß hochwirksame Präparate wie ein orales Kontrazeptivum bereits zu erstaunlich niedrigem Preis angeboten werden.

Selbstverständlich sind für die Frau alle Hormone von Bedeutung. In den nachfolgenden Kapiteln sollen aber nur die Hormone und hormonartig wirkenden Stoffe und ihre Antagonisten besprochen werden, die für die Diagnostik, Prophylaxe und Therapie bei Frauen spezifisch sind.

3 Hormone des Hypothalamus

3.1 Gonadotropin-Releasinghormone

3.1.1 Bildung

Der Hypothalamus hat zwar nur einen Durchmesser von 2,5 cm und macht nicht mehr als 3/100 des Hirngewichts aus, dennoch ist er ein Koordinations- und Steuerungszentrum, das die meisten lebenswichtigen Vorgänge entweder auf neuralem oder endokrinem Weg reguliert.

Im Hypothalamus befinden sich kleinzellige Kerne, die Stoffe synthetisieren, welche zur Freisetzung oder zur Hemmung der Freisetzung von Hormonen führen. Man nennt sie Releasing- (Freisetzungs-) bzw. Inhibitory-(Hemm-)hormone, nach neuerer Nomenklatur -liberine bzw. -statine. Welchen Hormonen sie zuzuordnen sind, ist schwer zu sagen, weil einige nämlich im peripheren Blut nicht nachweisbar sind; vielleicht handelt es sich um eine Art Gewebehormone. Diese hypothalamischen Neurohormone, allesamt Polypetide recht einfacher Struktur, werden an Nervenendigungen der Eminentia mediana abgegeben und gelangen in das Pfortadergefäßsystem der Hypophyse, über das sie auf direktem Blutweg vom Hypothalamus in den Hypophysenvorderlappen (HVL) gelangen. Dort steuern sie die Synthese und Abgabe von HVL-Hormonen. Überträgersubstanzen wie Azetylcholin, Noradrenalin, Dopamin und Serotonin spielen dabei eine Rolle. Diesem Hypothalamus-Adeno-Hypophysen-System kommt eine Verstärkerfunktion zu: pikogramm (10^{-12} g) oder nanogrammweise (10^{-9} g) sezernierte Neurohormone des Hypothalamus führen zur Ausschüttung tausendfach größerer Mengen von adenotropen Hormonen des HVL, die ihrerseits wiederum die Abgabe einer tausend- bis millionenfachen Hormonmenge der peripheren endokrinen Organe bewirken.

Zur Zeit sind 6 hypothalamische Hormone für die Biosynthese und Ausschüttung und 3 für die Hemmung bekannt. Uns interessiert in diesem Zusammenhang nur das LHRH, das Releasinghormon für das luteinisierende Hormon (LH). Da dieses LHRH nicht allein für die Bildung und Ausschüttung von LH, sondern auch für die von follikelstimulierendem Hormon (FSH) verantwortlich zu sein scheint, spricht man von einem Gonadotropin-Releasinghormon (GnRH), nach neuerer Nomenklatur Luliberin genannt (recommended International Nonproprietary Name: Gonadorelin). Möglicherweise gibt es aber auch ein FSH-RH oder doch zwei verschiedene Rezeptoren für das GnRH in der Hypophyse.

Für die Wirkung von GnRH fungiert cAMP als „second messenger". Die hypophysäre Wirkung ist durch Östrogene hemmbar; in anderen Hirnbezirken kann Östradiol (jedenfalls bei Affen) auch ein Synergist von GnRH sein. Die GnRH-Sekretion wird von Noradrenalin, Dopamin und den endogenen Opiaten beeinflußt. Ein Hemmhormon für die Gonadotropine ist derzeit nicht bekannt.

3.1.2 Chemie

GnRH ist ein Dekapeptid; es besteht aus folgender Aminosäuresequenz:

$$\text{(Pyro)Glu-His-Trp-Ser-Tyr-Gly-Leu-Arg-Pro-Gly-NH}_2$$
$$12345678910$$

Die Existenz eines derartigen Hormons wurde bereits 1937 von Harris angenommen, 1960 von McCann et al. und 1961 von Campbell wahrscheinlich gemacht. Seine Darstellung durch Aufarbeitung von 165 000 Schweinehypothalami und die Synthese gelangen 1971 Schally et al. und Guillemin et al.

Eine Modifikation an der 6. und an der 10. Aminosäure steigert die Wirksamkeit und Wirkungsdauer erheblich. Der Ersatz der endständigen NH_2-Gruppe durch Äthylamid erhöht die Rezeptorbindungsfähigkeit.

3.1.3 Pharmakokinetik

GnRH findet sich im Kreislauf in sehr geringer Menge, sein radioimmunologischer Nachweis ist sehr schwierig. Im Plasma wird es rasch hydrolysiert, die Halbwertszeit beträgt etwa 2–8 min, die Ausscheidung erfolgt renal, ein Teil wird im Hypothalamus durch eine Peptidase abgebaut.

Die Zahl der hypophysären GnRH-Rezeptoren schwankt im Zyklus, nicht aber die Bindungsaffinität. Die LH-Produktion wird nur gefördert, wenn GnRH ständig an der Zelloberfläche auf die Rezeptoren einwirkt. Die Rezeptorkomplexe öffnen nach der Mikroaggregation einen ruhenden Kalziumkanal, intrazelluläres Kalzium wird erhöht, Kalzium bindet sich an Kalmodulin, den Rezeptor für Kalziumionen. Das aktiviert verschiedene Enzyme und bringt die LH-Freisetzung in Gang. Eine kalziumunabhängige Rezeptorbesetzung führt zur Desensibilisierung.

Die basale Freisetzung von GnRH erfolgt diskontinuierlich, pulsatil, mit Spitzen („spikes") von 200 bis 400 % des Ausgangsspiegels; sie treten alle 1–2 h auf, und ihre Menge wird durch den negativen und positiven Feedbackmechanismus von den Sexualsteroiden in Abhängigkeit von deren Konzentration reguliert. Dem entspricht, daß die Gonadotropine vom HVL gleichfalls pulsatorisch sezerniert werden. Die basale Sekretion wird also von einer zyklisch schwankenden überlagert. 50–100 µg GnRH intravenös führen innerhalb von 15–30 min zum maximalen LH-Anstieg. Ein ähnlicher, wenn auch nicht so rascher, kleinerer FSH-Anstieg und eine Östrogenerhöhung sind gleichfalls die Folge; die ursprünglichen Gonadotropinspiegel sind nach 6–8 h wieder erreicht. Die Pulsgeberfunktion wird durch Katecholamine gesteigert, durch Dopamin herabgesetzt.

3.1.4 Therapeutische Anwendung von GnRH

Die anfängliche, scheinbar berechtigte Hoffnung, mit GnRH eine Fertilitätssteigerung zu bewirken, wurde bald enttäuscht. Wiederholte Gabe von Agonisten führt nämlich zur Inaktivierung und Unansprechbarkeit von Hypophyse und Gonaden. Daraus resultiert das Fehlschlagen einer Fertilitätssteigerung mit dreimal täglicher Applikation von GnRH. Infertilität kann aber erwartungsgemäß auch durch GnRH-Antikörper bzw. chemische Antagonisten erzeugt werden.

Bei Rhesusaffen, bei denen die GnRH-Sekretion durch Zerstörung des Nucleus arcuatus verhindert wurde, konnte eine normale Hypophysenfunktion nur durch pulsatile GnRH-Gabe (alle 1 – 2 h) wiederhergestellt werden. Gleiches wurde auch bei anderen Tieren gefunden und heute weiß man, daß eine Förderung der Fertilität mit GnRH beim Menschen *nur bei pulsatiler* Verabreichung möglich ist. Die Applikation (subkutan oder intravenös) von GnRH (Relisorm 25 und 100 μg) alle 60 – 120 min kann mittels eines computerisierten batteriegesteuerten Infusionsgeräts (z. B. Zyklomat) erfolgen.

Indikationen

Sekundäre Amenorrhö hypothalamischer Genese und *Anorexia nervosa* in Verbindung mit verminderter GnRH-Sekretion und *Lutealinsuffizienz* sprechen auf pulsatile GnRH-Therapie, die wochenlang durchgeführt werden muß, ausgezeichnet an; es kommt zu ovulatorischen Zyklen, und Schwangerschaften werden wieder möglich.

Kallman-Syndrom: Bei dieser Erkrankung mit GnRH-Mangel ist die pulsatile GnRH-Substitutionstherapie sehr erfolgreich; man erreicht damit Gonadotropinsekretion, Follikelentwicklung und Ovulation.

Der Vollständigkeit halber sei noch erwähnt, daß man bei Anorexia nervosa mit Amenorrhö auch durch subkutane Injektion alle 8 h Erfolge erzielt.

Eine pulsatile GnRH-Injektion bei Männern mit *idiopathischem hypogonadotropem Hypogonadismus* oder *primärer hypothalamischer Insuffizienz* kann gleichfalls erfolgreich sein und bis zur Fertilität führen.

Durchführung der pulsatilen GnRH-Therapie

Die hypothalamische Amenorrhö wird in verschiedene Schweregrade unterteilt. Grad I (nach Leyendecker) kennzeichnet all jene Amenorrhöformen, die auf eine Clomifenapplikation mit einer Blutung reagieren. Dabei steht der Grad Ia für den Normalzyklus, Ib charakterisiert Zyklen mit einer Lutealinsuffizienz und beim Grad Ic kann trotz der clomifeninduzierten Blutung keine Ovulation erreicht werden.

Als hypothalamische Amenorrhö des Grades II gelten jene Fälle, in denen die Patientinnen zwar auf Clomifen nicht reagieren, nach einer Progestagenapplikation jedoch bluten. Die Progestagen-positiven und Clomifen-negativen Amenorrhöen werden in dieser Gruppe zusammengefaßt.

In der III. Gruppe finden sich die Progestagen-negativen Patientinnen. Zur weiteren Abklärung wird ihnen ein GnRH-Bolus von 100 μg verabreicht. Als Grad III a gelten nach entsprechender Stimulation Patientinnen mit normaler Reaktion, als Grad III b jene mit „präpubertaler Antwort" (FSH und LH reagieren in etwa gleich) und als Grad III c jene, bei denen durch eine einmalige GnRH-Bolusinjektion keine hypophysäre Reaktion zu erreichen ist.

Entsprechend dieser Klassifizierung werden im Rahmen der GnRH-Therapie bei Amenorrhöen des Grades III c Pulse mit je 15– 20 μg GnRH verwendet, während bei allen anderen Amenorrhöformen die GnRH-Dosis mit 5 μg pro Puls limitiert ist.

Auch die durchschnittliche Behandlungsdauer hängt vom Schweregrad der Amenorrhö ab. Während Frauen mit einer Amenorrhö der III c-Form rund 17 Tage für eine pulsatile GnRH-Therapie benötigen, um einen ausreichend großen Follikel auszubilden, sind es bei der Amenorrhö der Klasse III b 14 Tage und beim Grad III a nur 10 Tage. Bei hypothalamischer Amenorrhö der II. Beurteilungsklasse sind durchschnittlich 9 Behandlungstage für eine ausreichende GnRH-Therapie erforderlich.

Erfolgt die pulsatile GnRH-Behandlung in zwei aufeinanderfolgenden Zyklen, so verbessern sich erfahrungsgemäß die Schweregrade der Amenorrhö: Aus der hypothalamischen Amenorrhö III a wird die der Beurteilungsklasse II usw.

Obwohl mit der Ausbildung eines sprungreifen Follikels die pulsatile GnRH-Therapie ihr Ziel erreicht hätte, wird von manchen Autoren, vor allem bei schwerer hypothalamischer Amenorrhö III, auch während der Lutealphase die pulsatile GnRH-Applikation fortgesetzt.

Der *Vorteil* einer pulsatilen GnRH-Gabe gegenüber der Behandlung mit Menopausengonadotropin liegt in der Tatsache, daß – da ja keine Überstimulierung mit GnRH erfolgt – die tägliche Kontrolle (Monitoring) mittels Ultraschall und Hormonbestimmungen wegfällt. Die betroffene Patientin erspart sich demnach den täglichen Klinikbesuch. Wird auch in der zweiten Zyklusphase die GnRH-Therapie aufrecht erhalten, so erübrigt sich jede Stützung der Lutealphase. Auch die Ovulationsinduktion mittels exogenem HCG, wie dies bei der Menopausengonadotropintherapie oft notwendig ist, fällt bei dieser Behandlungsform weg. Wenn die Injektionskanüle toleriert wird, kann die Pumpe bis zum Eintritt einer Schwangerschaft kontinuierlich angewendet werden.

Um Thrombophlebitiden zu vermeiden, schlagen manche Autoren anstelle der intravenösen eine subkutane GnRH-Zufuhr vor. Aber selbst wenn man die GnRH-Pulsmenge um mehr als 30 % steigert, scheint die Ovulations- und Schwangerschaftsrate unter jener zu liegen, die durch eine intravenöse GnRH-Zufuhr erreicht wird.

Liegt die Sterilitätsursache lediglich in der hypothalamischen Amenorrhö, so wird nach einer GnRH-Pulstherapie die Schwangerschaftsrate nach dem ersten Behandlungszyklus mit 60 % angegeben. Der Einsatz des pulsatil gegebenen GnRH wird allerdings unterschiedlich beurteilt. Nach neuesten Berichten wird das Menopausengonadotropin mit dem GnRH kombiniert.

Als *Nachteil* der pulsatilen GnRH-Behandlung kann es bei Langzeittherapie in seltenen Fällen zur Ausbildung von GnRH-Antikörpern kommen.

Therapie der streßinduzierten GnRH-Suppression

Neben den klassischen Neurotransmittoren, dem Dopamin und dem Noradrenalin, welche die GnRH-Sekretion modulieren, existieren eine Reihe von Peptiden, die als zentrale Neurotransmitter wirksam sind: das Neurotensin, das Cholezystokinin, das vasointestinale Peptid, das Thyroxin-Releasinghormon, das Somatostatin sowie die endogenen Opiate, deren Interaktion mit den Releasinghormonen mittlerweile derartig aufgehellt ist, daß man die Kenntnis dieses Zusammenhangs therapeutisch zu nutzen beginnt.

Es gibt drei unterschiedliche Opiatklassen, die Enkephaline, die Endorphine und die Dynorphine. Das Proopiomelanokortin ist die Ausgangssubstanz für die Endorphine, das Proenkephalin A die Quelle der verschiedenen Enkephaline und das Proenkephalin B, auch Prodynorphin genannt, der Vorläufer der Dynorphine. Die bis jetzt vorliegenden Befunde sprechen dafür, daß endogene Opiate die Gonadotropinsekretion durch Suppression der hypothalamischen GnRH-Freisetzung hemmen. β-Endorphine sind Streßhormone, die 5- bis 10mal stärker wirken als Morphin und die sich vor allem bei

Akutreaktionen in den Sekretionsprodukten des Hypophysenvorderlappens finden. Daraus wird der Schluß gezogen, daß die streßinduzierten Zyklusstörungen endorphinbedingt seien, wie etwa die Schoolboarding-Amenorrhö, die Prüfungs- und Reiseamenorrhö sowie all jene Formen von Zyklusstörungen, die mit großen physischen oder seelischen Belastungen zusammenhängen.

Liegt der Verdacht einer streßbedingten Amenorrhö vor, so wird durch manche Autoren der Einsatz von Blockern der Endorphinrezeptoren empfohlen: 50 mg Naltrexon HCl (Trexan, Nemexin) per os pro Tag, kontinuierlich eingenommen, scheint dort den Zyklus wiederherzustellen, wo der Verdacht einer endorphinbedingten Amenorrhö vorliegt.

3.1.5 GnRH-Analoga (Agonisten)

In der Absicht, stark wirksame Agonisten (und Antagonisten) zu erzeugen, wurden sehr viele Modifikationen des GnRH-Moleküls hergestellt. Die meisten Analoga sind 9-Aminosäurepeptide und haben eine d-Aminosäure, in der Regel in der Form einer aromatischen oder hydrophoben Gruppe in Position 6 eingeführt, die den GnRH-Abbau durch Endopeptidasen verzögert. In Kombination mit dem Ersatz des N-terminalen Glyzinamids durch ein Äthylamid gelangt man zu einem „Superagonisten" mit etwa 100- bis 200facher GnRH-Wirkung (z. B. Buserelin, Leuprorelin); er zeigt eine erhöhte Bindungsaffinität zu den hypophysären GnRH-Rezeptoren, und sein proteolytischer Abbau ist erschwert. Mit 10 µg eines solchermaßen veränderten Oligopeptids, intravenös gegeben, verursacht man bereits nach 6 min eine maximale Erhöhung von LH und FSH im Serum.

GnRH-Analoga werden bei oraler Einnahme abgebaut. Daher entwickelte man Nasensprays für die Langzeittherapie. Ihre Wirksamkeit beträgt aber nur 3–5% derjenigen der Injektion. Weitere Entwicklungen sind noch nötig. An Depotformen zur subkutanen Injektion (Stäbchen, „sustained release formulations") wird gearbeitet.

Indikationen

In-vitro-Fertilisation: Zur Anregung der Bildung multipler Follikel werden neben Gonadotropinen in letzter Zeit auch GnRH-Analoga verwendet. Da es sich hierbei um hochspezialisierte Behandlungsverfahren handelt, soll darauf in dieser kurzgefaßten Einführung nicht eingegangen werden.

Ovulationsauslösung: Pulsatile Gabe bei hypothalamisch bedingter Sterilität wie für GnRH beschrieben.

Ovulationshemmung: Die tägliche Gabe kleiner Dosen eines Agonisten vom Beginn des Zyklus an führt zur Freisetzung supraphysiologischer Mengen von Gonadotropinen. Diese erzeugen eine Wirkungsabnahme der Gonadotropine durch Downregulation der LH-Rezeptoren im HVL und in den steroidsynthetisierenden Geweben der Gonaden (Granulosazellen im Ovar). Damit wird eine Unempfindlichkeit („desensitization") und eine Abnahme der Follikelbildung und der Synthese von biologisch aktiven Gonadotropinen und Sexualhormonen bewirkt. Es entsteht ein hypogonadotroper Hypogonadismus, eine Art Pseudomenopause. Dadurch, daß der HVL unempfindlicher wird, unterbleibt die für die Ovulation notwendige LH-Ausschüttung („LH-surge"). Die Steroidsuppression hängt von der Stärke der Wirkung des Agonisten, der Dosis und der Häufigkeit der Gabe ab; sie ist besonders gut bei subkutaner Applikation mit kontinuierlicher Wirkstofffreisetzung.

Bei der Ratte kann GnRH direkt auf die Gonaden einwirken, die GnRH-Rezeptoren mit besonders hoher Affinität besitzen; dabei kommt es anfänglich zur Stimulation, später zur Hemmung der Steroidgenese. Die menschlichen Gonaden haben auch GnRH-Rezeptoren, aber ihre geringe Affinität läßt vermuten, daß Milligrammdosen des Agonisten für das Erreichen eines Effekts notwendig sein dürften.

Ein großes Problem der Behandlung mit GnRH-Agonisten ist die Aufrechterhaltung einer gewissen Östradiolsekretion. Kommt es nämlich zum geringeren Follikelwachstum, so entsteht eine Amenorrhö, und in manchen Fällen können durch den Östrogenmangel Hitzewallungen und Trockenheit der Vagina sowie erhöhte Kalziumausscheidung (Osteoporose!) auftreten, dies besonders nach Langzeitbehandlung. Wenn die Östradiolsekretion stark fluktuiert, kommt es zu Menstruationsunregelmäßigkeiten, und es stellt sich die Frage des „Unopposed-estrogen-Effekts". Irregulären Blutungen kann durch Progestagengaben (etwa vom 16. bis 22. Tag) und Entzugsblutungen begegnet werden. Dann ist man aber wieder bei der Zufuhr exogener Steroide angelangt, die man eigentlich mit dieser Art der Kontrazeption vermeiden wollte.

Agonisten könnten eine sichere Methode der Empfängnisverhütung darstellen, sie dürften aber die steroidalen Kontrazeptiva aus den erwähnten Gründen kaum ersetzen; vielleicht sind sie eine Alternative für ältere Frauen, die keine Steroide erhalten sollen. Ihr Vorteil ist, daß sie keine direkten Wirkungen auf die peripheren Erfolgsorgane (Herz, Kreislauf, Leber) besitzen und daß nach ihrem Absetzen ein normaler Zyklus auftritt. Nachteile sind Amenorrhö (25–75%), Oligomenorrhö und speziell in den ersten Monaten ein fluktuierender Östrogenspiegel (endometriale Überstimulation).

Andere Verwendungen: Höhere Dosen eines Agonisten (z. B. bei Infusion) können die Östradiolsekretion gleichförmig unterdrücken und eine medizinische Ovarektomie erzeugen. Dies wäre wünschenswert bei Menorrhagien, östrogenabhängigen dysfunktionellen Blutungen, Uterus myomatosus, Endometriose, Mastodynie, prämenopausal beim metastasierenden Mammakarzinom, bei polyzystischen Ovarien und bei Pubertas praecox. Es liegt zwar schon eine größere Anzahl günstiger Erfahrungen, speziell bei Endometriose vor, doch sind Langzeituntersuchungen noch abzuwarten.

Therapeutisch zu bewähren scheinen sich die GnRH-Agonisten bei der Behandlung des *polyzystischen Ovars* (*PCO*), bei dem das Verhältnis von LH zu FSH (die LH/FSH-Ratio) höher als 3 ist. Durch diese partielle Hypergonadotropie werden nämlich sowohl das intrafollikuläre Milieu und damit die Eizellreifung als auch der hypothalamisch-hypophysär-ovarielle Regelkreis gestört. Eine wirksame endokrine Behandlung des polyzystischen Ovars fehlte bis dato, deshalb erfreut sich die neue Behandlungsstrategie unter Zuhilfenahme eines GnRH-Analogons besonderen Interesses. Das Analogon kann verschieden appliziert werden, eine gebräuchliche Form ist die intramuskuläre Injektion von 3,75 mg mikroverkapseltem GnRH-Analogon (Decapeptyl). Als Folge der hypophysären Desensibilisierung für GnRH bricht die Gonadotropinsekretion zusammen, einer endokrinen Hypophysektomie vergleichbar. Dadurch sinkt naturgemäß auch die beim PCO erhöhte Basalsekretion des luteinisierenden Hormons ab, die LH/FSH-Ratio wird normalisiert. In diesem hypogonadotropen Zustandsbild ohne exogene Gonadotropinsubstitution wäre allerdings eine Follikelreifung nicht möglich. Die praktische Durchführung einer Follikelstimulation nach vorangegangener GnRH-Analoga-Applikation verläuft wie folgt: Etwa eine Woche nach Verabreichung des Analogons werden Östradiol und Gonadotropine bestimmt. Wenn das LH normalisiert ist – was meist nach 3–9 Tagen der Fall sein wird – kann mit einer vorsichtigen HMG-Substitution begonnen werden. Dosis und Länge der HMG-Stimulation richten sich nach der ovariellen Reaktion, die sowohl im Ultraschall wie auch endokrinologisch durch die tägliche Bestimmung von Östradiol und LH verfolgt wird. Als praktische Empfehlung gilt, daß bei einer HMG-Stimulation mindestens ein Follikel mit einem Durchmesser von 2 cm aufgebaut werden soll, wobei die durchschnittliche Östradiolkonzentration pro Follikel mit ca. 300 pg/ml angegeben wird. Erreicht bei mindestens einem Follikel von ca. 2 cm die täglich gemessene Östradiolkonzentration ein Plateau, so muß die Ovulation mit 10 000 IE HCG ausgelöst werden.

Freilich ist die Ätiologie des PCO-Syndroms nach wie vor unklar. Das Krankheitsbild zeigt eine Vielfalt von Symptomen, an deren Entstehen Hypothalamus, Hypophyse (Hyperandrogenämie, erhöhte LH/FSH-Ratio, vielleicht auch Hyperendorphinämie), Ovar (Hyperthecosis, vermehrte Androgenbildung), Endokrinopathien und die Peripherie (Hyperandrogenämie, relative Insulinresistenz, vemehrte Ausschüttung von Insulin und Somatomedin-C) beteiligt sind. Dementsprechend sind auch die therapeutischen Bemühungen mannigfaltig, und die mit GnRH-Agonisten und anschließender Gonadotropininsubstitution ist nur eine von vielen (Diät, Gewichtsreduktion, Kortikosteroide, FSH, möglicherweise Somatostatin, Beseitigung einer bestehenden Endokrinopathie).

Hohe Dosen von GnRH-Agonisten, in der 2. Zyklusphase verabreicht, führen zu einem inadäquaten Corpus luteum. Agonistengabe in der Corpus-luteum-Phase kann Luteolysis erzeugen und eine Menstruation bewirken. Der Effekt bleibt nach erfolgter Konzeption jedoch aus, weil die stimulierende Wirkung des HCG vom Trophoblasten die Hemmung aufhebt. Hohe Dosen eines Agonisten in der Frühschwangerschaft führen nicht zum Abortus.

3.1.6 GnRH-Antagonisten und Antikörper

GnRH-Antagonisten sind offenbar besonders schwer herzustellen. Sie müssen eine hohe Bindungsaffinität zum GnRH-Rezeptor und eine geringe intrinsische Aktivität besitzen. Erst in jüngster Zeit wurden Fortschritte erzielt, indem komplexe chemische Modifikationen der 3-

N-terminalen Aminosäuren und der Positionen 6 und 8 durchgeführt wurden. Die Injektion von Milligrammen in der Follikelphase kann bei Primaten und bei Frauen die Ovulation verhindern. Die erste Antagonisten-Generation führte jedoch zu sehr störender Histaminfreisetzung; diese Nebenwirkung soll bei der zweiten Generation nicht mehr so stark sein. Dennoch sind GnRH-Antagonisten noch nicht reif für eine großzügige Anwendung. Sie haben eine komplexe Struktur, sind teuer und müssen in höheren Dosen als die Agonisten gegeben werden. Vielleicht werden sie sich einmal zur Behandlung hormonabhängiger Karzinome eignen, weil ihnen die initiale stimulatorische Phase der Agonisten fehlt. Erfahrungen mit den notwendigen längerdauernden Behandlungen fehlen noch.

Die Gabe von Antikörpern gegen GnRH stößt derzeit noch auf große Schwierigkeiten.

3.1.7 Diagnostische Anwendung von GnRH (GnRH-Tests)

Anhand von GnRH-Tests überprüft man, ob die hypophysäre Ausschüttung von LH durch die GnRH-Gabe stimulierbar ist. Diese Tests eignen sich zur Differenzierung des hypogonadotropen Hypogonadismus bei Mann und Frau und zum Nachweis von Gonadendysgenesien und Agenesien sowie zur Prüfung der allgemeinen Hypophysenfunktion. Mehrere Modifikationen sind in Verwendung. Bewährt hat sich die intravenöse Gabe von 100 µg GnRH. Unmittelbar vorher sowie 30 und 60 min nachher wird Blut für die radioimmunologische LH-Bestimmung abgenommen. Der Test ist positiv, wenn LH um einen Faktor 3–4 gegenüber dem Ausgangswert ansteigt. Der Test ist bereits vor der Pubertät aussagekräftig.

3.1.8 Bedeutung von Umwelteinflüssen auf die Steuerung des Menstruationszyklus

Neurotransmittoren steuern nicht nur durch innere Feedbackmechanismen die Gonadenfunktion, sie stellen darüber hinaus eine Kommunikationsbasis für die Verbindung ovarieller Steroide mit der Außenwelt dar. So sind die β-Endorphine Steuerungsproteine, von denen man weiß, daß sie die endogene Hormonproduktion äußeren Umweltfaktoren anzupassen verstehen.

Auch das Hormon der *Epiphyse*, das Melatonin, verbindet optische Signale über sympathische Nerven mit gonadalen Steuerungsmechanismen und unterstreicht so die Bedeutung des Umweltfaktors Licht für die Steroidhormonproduktion. Neben jahreszeitlicher Östrusregulation (Frühlingsbrunst) scheint die Epiphyse eine wichtige Rolle in dem vom Licht abhängigen Tagesrhythmus des Endokriniums zu spielen.

Werden Ratten kontinuierlichem Licht ausgesetzt, so verkleinern sich ihre Epiphysen, das Ovarialgewicht hingegen erhöht sich. Im Gegensatz dazu zeigen im Dunkel gehaltene Ratten eine Größenzunahme der Epiphyse sowie eine Verkleinerung der Ovarien. Bei allen bisher untersuchten Säugern konnte man eine ausgeprägte zirkadiane Rhythmik in der Melatoninsekretion feststellen: Während der Dunkelphase steigt das Melatonin an, um tagsüber supprimiert zu werden; wahrscheinlich ist dieser Mechanismus für die saisonale Fortpflanzungsfähigkeit maßgeblich, da kurze Tage und lange Nächte über die Melatoninrhythmik eine Gonadenruhigstellung bewirken.

Die herabgesetzte Gonadenfunktion bei hyperplastischen Pinealtumoren auf der einen und die Verbindung destruktiver Tumoren mit einer Pubertas praecox auf der anderen Seite lassen die Vermutung zu, daß der Epiphyse beim Menschen eine gonadale Hemmwirkung zukommt.

Die gonadensuppressive Wirkung des Melatonins erfolgt auf der Ebene der GnRH-Sekretion, welche durch das Epiphysenhormon unterdrückt wird. Dieser Zusammenhang wird durch eine weitere Beobachtung unterstützt: Den niedrigsten Melatoninwert im Menstruationszyklus der Frau findet man unmittelbar präovulatorisch zum Zeitpunkt der mittelzyklischen Gonadotropinerhöhung.

Die Epiphyse enthält Rezeptoren für Östradiol, Testosteron, Dehydrotestosteron, Progesteron und Prolaktin. Sie ist in der Lage, Androgene zu Östrogenen zu aromatisieren und verfügt über eine endokrin einzigartige Qualifikation: Durch eine Interaktion des Noradrenalins mit der Zellmembran wird die intrazelluläre Synthese von Östrogen- und Androgenrezeptoren stimuliert. Dennoch kommt der vorhin erwähnten Sympathikusaktivität, die zur zirkadianen Rhythmik führt, der Vorrang vor hormonalen Effekten zu.

Trotz einer Vielzahl von Hinweisen aus Tierexperimenten gibt es zur Zeit noch wenig gesicherte Belege für eine Funktion der Epiphyse in der menschlichen Fortpflanzung. Man kann davon ausgehen, daß die Funktion des Corpus pineale für die Gonadenaktivität modulierenden Charakter hat, der allerdings nicht zwingend erforderlich ist.

Blinde Frauen weisen eine normale Fertilität auf. Dagegen beobachtete man bei Frauen, die nur dem Kunstlicht ausgesetzt sind, eine hohe Inzidenz von Zyklusstörungen, während umgekehrt, noch ungeprüften Berichten zufolge, mit einer „Lichttherapie" nicht nur ein stimmungsaufhellender Effekt, sondern auch eine Normalisierung oligomenorrhöischer Zyklen erreicht werden kann.

Noch hypothetischer für die menschliche Fortpflanzung ist die Bedeutung eines anderen Umweltfaktors, der bei den Primaten einen unleugbaren Einfluß auf das Sexualverhalten besitzt: die Pheromone. Es handelt sich dabei einerseits um Metaboliten steroidaler Hormone wie das Adrostenol, andererseits um kurzkettige Fettsäuren. Bei Insekten, aber auch bei Säugern spielen die Pheromone sowohl in der sozialen wie auch in der sexuellen Kommunikation eine bedeutende Rolle. Auch für die Primaten ist belegt, daß Pheromone in der Lage sind, bei Schimpansenmädchen die Pubertät zu beschleunigen, aber auch Kommunikatoren für die Aufrechterhaltung der hierarchischen Ordnung im Familienverband darstellen.

Zur Zeit liegen nur vereinzelte Daten über die Bedeutung der Pheromone beim Menschen vor; so gibt es Hinweise, daß es einerseits gelungen wäre, mit Pheromonen die Menstruationsrhythmik und damit auch die Gonadotropinsekretion zu synchronisieren; andererseits weiß man, daß die olfaktorische Perzeption von Frauen während der verschiedenen Phasen des Menstruationszyklus unterschiedlich ausgeprägt ist. Ähnlich wie beim Melatonin scheinen die bisherigen Forschungsergebnisse dafür zu sprechen, daß auch den Pheromonen ein modulierender Einfluß in der menschlichen Reproduktion zukommt, dessen genauer Stellenwert jedoch noch weiter erhellt werden muß.

4 Hormone des Hypophysenvorderlappens

Zu den in diesem Zusammenhang interessierenden Hormonen des Hypophysenvorderlappens (HVL) gehören die Gonadotropine und das Prolaktin.

4.1 Gonadotropine

Alle Namen von HVL-Hormonen werden mit der Endung „-tropin" versehen. Daher der Name Gonadotropine für diejenigen, welche vor allem auf die Gonaden wirken.

Geschichte

Ascher beschrieb 1910 Wachstumsstillstand und Ausbleiben der geschlechtlichen Entwicklung bei jungen hypophysektomierten Hunden. 1920 wies Hirose die luteinisierende Wirkung von Plazentagewebe nach. 1921 erzeugten Evans und Long mit Hypophysenextrakten eine Luteinisierung im Rattenovar. Smith hob mit Implantation von Hypophysenstücken die Atrophie der Ovarien hypophysektomierter Ratten auf. Aschheim und Zondek fanden 1927 durch Implantation von Hypophysenvorderlappen, daß das HVL-Hormon der „Motor der Sexualfunktion" sei. Vergleichbare Wirkungen erzeugten sie auch mit Schwangerenharn und hielten dies irrtümlich für den Effekt eines Hypophysenhormons; 1930 hat Philipp den Wirkstoff (HCG) als von der Plazenta stammend erkannt. Aschheim und Zondek fanden Wirkungsunterschiede zwischen dem Harn schwangerer und dem postmenopausaler Frauen und postulierten die Existenz zweier Gonadotropine (FSH, LH). Gemzell et al. sowie Lunenfeld et al. erzeugten 1958 mit Gonadotropinen zum ersten Mal Ovulationen bei der Frau.

Man unterscheidet prinzipiell Gonadotropine hypophysären (Tabelle 1) und extrahypophysären Ursprungs (Tabelle 2). Wichtig für die

Tabelle 1. Hypophysäre Gonadotropine

Neue Trivialnamen[a]	Bisher gebräuchliche Namen	Abkürzung
Follitropin	Follikelstimulierendes Hormon Follikelreifungshormon Prolan A	FSH
Lutropin	Luteinisierungshormon Interstitial cell stimulating hormone Prolan B	LH ICSH
Prolaktin	laktogenes oder mammotropes Hormon	PRL

[a] Vorschlag der IUPAC-IUP Commission on Biochemical Nomenclature [Nach Biochem et Biophys Acta 404 (1974): 152–155].

Tabelle 2. Extrahypophysäre Gonadotropine

Neue Trivialnamen[a]	Bisher gebräuchliche Namen	Abkürzung
Choriogonadotropin	Humanes Choriongonadotropin	HCG
Urogonadotropin	Human menopausal gonadotropin, Menotropin	HMG
Choriomammotropin	Chorionic somatomammotropin, placental lactogen	CS PL
	Pregnant mare serum (gonadotrophin)	PMS (G)

[a] Vorschlag der IUPAC-IUP Commission on Biochemical Nomenclature [Nach Biochem et Biophys Acta 404 (1974): 152–155].

Frau sind: FSH, LH, HCG, HMG (und PMS). Das Vorkommen von Gonadotropinen (z. B. HCG) in verschiedensten Tumoren und Entzündungen außerhalb des Genitalbereiches der Frau ist vorerst noch von hauptsächlich wissenschaftlichem Interesse. Gonadotropine sind artspezifische Hormone.

4.1.1 Follikelstimulierendes Hormon
(FSH, Follitropin)

FSH ist ein Glykoprotein, d.h. ein Komplex aus Eiweiß und Kohlenhydraten (mit niedrigem Sialinsäuregehalt). Es wird in den chromophoben Zellen des HVL gebildet. Wie bei LH und HCG besteht der Eiweißanteil aus zwei unterschiedlichen, nicht kovalent gebundenen Peptidketten („subunits"). Die kürzere α-Kette hat 89 Aminosäuren und ist nahezu identisch mit der von LH, TSH und HCG. Die längere β-Kette hat 115 Aminosäuren und gleicht mehr der von Thyreotropin (TSH) als der von LH; sie ist für die biologische Spezifität verantwortlich.

Im Plasma werden die hypophysären Gonadotropine vorwiegend mit Albumin transportiert. Ein Teil des FSH wird unverändert durch die Nieren, der größere wahrscheinlich durch den Stuhl ausgeschieden. Die Halbwertszeit fällt anfänglich steil (3 h), später allmählich ab.

Die FSH-Sekretion wird durch GnRH gefördert, durch Östradiol, Testosteron und Inhibin (ein Polypeptid, das in der Samenflüssigkeit und möglicherweise auch im Follikelsaft vorkommt) gehemmt. FSH kann seine eigenen Rezeptoren induzieren. Es bewirkt die Entwicklung der Follikel im Eierstock bis zum Ovulationsstadium und ist bei gleichzeitigem Vorhandensein von LH für die Östrogensynthese durch die Granulosa der Graaf-Follikel verantwortlich (beim Mann für die Entwicklung der Tubuli seminiferi und die Aufrechterhaltung der Spermatogenese). Zur endgültigen Entwicklung der Follikel bis zum Eisprung und für den Eisprung selbst ist auch LH nötig. FSH und LH kommen stets gemeinsam vor und wirken auch immer zusammen.

Für klinische Zwecke wird FSH heute nicht mehr mit biologischen Methoden nachgewiesen und in internationalen biologischen Einheiten geeicht, sondern immunochemisch (z. B. FSH-nosticon) und radioimmunologisch. Die biologischen Methoden haben jedoch für die Forschung nach wie vor eine gewissen Bedeutung, weil die biologische Aktivität keineswegs immer mit der immunologischen parallel läuft; letztere ist wohl tausendmal empfindlicher, aber weniger spezifisch.

4.1.2 Luteinisierungshormon
(LH, ICSH, „interstitial cell stimulating hormone", Lutropin)

Das LH ist gleichfalls ein Glykoprotein, wird im HVL gebildet und besteht abermals aus 2 Peptidketten (α- und β-subunits).

Die Sekretion von LH wird durch GnRH moduliert. Die gonadotropen Zellen des HVL besitzen einen Vorrat an Hormonen, der in zwei Verfahren sezerniert wird. Ein Pool antwortet rasch auf Sekretionsreize, der andere sorgt für gleichmäßige Abgabe. LH zeigt alle 30–100 min episodische Schwankungen. Die Halbwertszeit von LH soll 30–100 min betragen.

In der Pubertät steigt der LH-Spiegel, und die Amplitude der „spikes" wird höher. Östrogene, Progestine und Testosteron hemmen die Gonadotropinsekretion. Folglich steigt sie mit dem Gonadenausfall im Klimakterium (FSH viel stärker als LH) und ist bei fehlenden oder insuffizienten Gonaden erhöht.

LH ist wichtig für die endgültige Follikelreifung und zusammen mit FSH offenbar auch für die Produktion der Östrogene. Im Zusammenwirken mit FSH löst es die Ovulation aus und verursacht eine Progesteronbildung bereits gegen Ende des Follikelwachstums sowie die Bildung des Corpus luteum; es dürfte also beim Menschen luteotrop wirken und die Gelbkörperhormonproduktion im Corpus luteum stimulieren. Normalerweise erscheint die mittzyklische Östradiolspitze knapp (etwa einen Tag) vor der LH-Spitze. Man nimmt an, daß das Östrogen für die darauffolgende LH-Ausschüttung verantwortlich ist (positives Feedback).

Nach der Ovulation ist LH zusammen mit FSH für die Bildung von Östrogenen und Progesteron im Corpus luteum verantwortlich. Das Luteinisierungshormon induziert die erste Reifeteilung (Meiose) der Eizelle, noch bevor sie den Follikel verläßt (dies tut FSH nur in sehr hoher Konzentration). Außerdem hebt LH die Wirkung des Polypeptids OMI („oocyte maturation inhibitor") im reifen Follikel auf, und ein in der Follikelflüssigkeit gefundener „luteinizing inhibitor" soll bei durch Gonadotropinbehandlung hervorgerufener Follikelreifung verschwinden.

Beim Mann beeinflußt LH die Entwicklung der interstitiellen Zellen des Hodens sowie der Leydig-Zellen (daher wird es ICSH genannt) und die Produktion von Androgenen, die zusammen mit FSH zur Stimulierung der Spermatogenese erforderlich sind.

Der Wirkungsmechanismus von FSH und LH verläuft über spezifische, voneinander unterscheidbare Rezeptoren (LH- und HCG-Rezeptoren sind identisch). Man nimmt an, daß unter Beteiligung von Prostaglandinen eine Stimulation von cAMP erfolgt, welches die Synthese der Sexualhormone bewirkt. Möglicherweise gibt es für LH ein zweites Rezeptorsystem, das ohne cAMP wirkt.

Hohe LH-Dosen führen zur Downregulation der Rezeptoren. LH hat eine schwache schilddrüsenstimulierende Wirkung.

Wie FSH kann auch LH biologisch nachgewiesen und in internationalen biologischen Einheiten deklariert werden. Aber außer für bestimmte Forschungsaufgaben bedient man sich des immunochemischen und radioimmunologischen Nachweises, deren Empfindlichkeit (z. B. Luteonosticon) sogar die Erfassung des LH-Gipfels in der Zyklusmitte erlaubt und für diagnostische Zwecke bei Amenorrhö und anovulatorischer Sterilität genutzt wird.

Von verschiedenen Forschern wurden Gonadotropinpräparate aus menschlichen (Leichen-)Hypophysen (HHG, „human hypophyseal gonadotrophin"), sowie aus Hypophysen des Schafes oder Schweines hergestellt. Das Gonadotropin aus menschlichen Hypophysen ist hochwirksam, kann aber wegen des Ausgangsmaterials kein Handelspräparat sein. Mit Gonadotropinen tierischen Ursprungs erzielte man keine überzeugenden therapeutischen Resultate, und zwar vor allem wegen der Speziesspezifität, wegen individueller Unterschiede im Hormonbedarf und wegen der Bildung von Antihormonen.

4.1.3 Pregnant mare serum gonadotropin
(PMS)

1930 wurde von Amerikanern PMSG im Serum trächtiger Stuten entdeckt, welches entweder von der Plazenta oder von der Dezidua abgesondert wird. Der Kohlenhydratgehalt beträgt 47 %. Im Harn kommt es nicht vor. Seine biologische Wirkung entspricht einer Kombination von FSH und LH. Aus PMS wurde das erste FSH-Präparat hergestellt. Da es sich um ein artfremdes Eiweiß handelt, kann es zur Antikörperbildung führen. PMS hat kaum mehr therapeutische Bedeutung.

4.1.4 Menschliches Menopausengonadotropin
(HMG, „human menopausal gonadotrophin", Menotropin)

1930 fand Zondek und 1933 Hamburger eine erhöhte Ausscheidung von Gonadotropinen im Harn postmenopausaler Frauen.

HMG ist offensichtlich kein Hormon, sondern eine Mischung aus hypophysärem FSH und LH. Deshalb hat HMG sowohl FSH- als auch LH-Wirkung. Vielleicht wirkt es auch etwas luteotrop. Es ist eine Mischung von Glykoproteinen (10–50 % Zuckeranteil), kommt im peripheren Blut und im Harn vor und wird großtechnisch aus dem Harn postmenopausaler Frauen zur Herstellung eines FSH-Präparats gewonnen.

Die Halbwertszeit der FSH-Wirkung beträgt etwa 10 h. Daher ist tägliche Injektion erforderlich.

HMG ist in wäßriger Lösung schlecht haltbar, es wird gefriergetrocknet und mit einem Lösungsmittel für intramuskuläre Injektion in den Handel gebracht. Standardisierung: Eine IE entspricht einer IE FSH in Form von gefriergetrocknetem HMG, bezogen auf das 2. internationale Referenzpräparat (2. IRP).

4.1.5 Menschliches Choriongonadotropin
(HCG, „human chorionic gonadotrophin")

Das HCG ist ein Gemisch aus Glykoproteinen, die dieselbe Polypeptidkomponente (α-Kette mit 92, β-Kette mit 145 Aminosäuren), aber verschiedene Kohlenhydratkomponenten mit meist hohem Sialinsäuregehalt enthalten. Ombahl aus den USA hat seine Struktur aufgeklärt und gefunden, daß HCG das größte und komplizierteste Hormon ist, dessen Bau bisher bekannt wurde.

HCG wird aus dem Harn von Frauen in den ersten Schwangerschaftsmonaten gewonnen; es war das erste therapeutisch verfügbare Gonadotropin.

Die Halbwertszeit von HCG beträgt 6–24 h. Daher ist eine Injektion in 3- bis 4tägigen Abständen ausreichend.

Aschheim und Zondek entdeckten 1927 HCG im Harn schwangerer Frauen. Sie meinten, es entstünde im HVL, aber Philipp wies später nach, daß es aus dem Chorion stammt. Es besitzt hauptsächlich LH-Wirkung und hat die gleichen Rezeptoren wie LH. Seine Wirkung ist von der des LH praktisch nicht zu unterscheiden. Gebildet wird es in den Langerhans-Inseln der Plazentazotten und in den Trophoblastzellen der Basalplatte, also im kindlichen Teil der Plazenta (angeblich bereits vom 7. Tag nach der Ovulation an). Als physiologische Wirkung von HCG wird angenommen, daß es den Gelbkörper und die Schwangerschaft erhält, die Progesteronproduktion im Corpus luteum stimuliert (daher wird es auch therapeutisch zur Unterstützung der Gelbkörperfunktion verwendet) und vielleicht einen Einfluß auf das Wachstum des Embryos ausübt. Reines HCG stimuliert die Schilddrüse.

Nach einer Befruchtung ist HCG bereits wenige Tage vor der ersten ausbleibenden Menstruation im Harn nachweisbar. Die Konzentration im Harn steigt dann rasch an, erreicht etwa 6 Wochen nach der Ovulation ein Maximum, fällt im Laufe des folgenden Monats wieder ab und bleibt während des Rests der Schwangerschaft auf einem niedrigen Niveau. Darauf beruhen die biologischen (nach Aschheim u. Zondek, Friedman, Galli Mainini und Hogben) sowie die immunologischen (Pregnosticon, Pregnosticon all-in, Pregnastick Pregcolor, Noury-Test HCG stick, Neoplanotest Duoclon etc.) *Schwangerschaftstests*. Die kräftige Stimulation durch die LH-artige HCG-Wirkung, die von der luteotropen des plazentaren Laktogens unterstützt wird, spiegelt sich im Corpus luteum graviditatis der Frühschwangerschaft wider. Erst mit der erhöhten plazentaren Östrogen- und Progesteronproduktion im 3. Schwangerschaftsmonat verlieren die Ovarien und der Gelbkörper ihre schwangerschaftserhaltende Bedeutung.

Der Nachweis von HCG ist für die Diagnose und die Kontrolle des Therapieverlaufs des Chorionepithelioms und der Blasenmole von besonderem Wert.

Menschliches Choriongonadotropin kommt in verschiedenen Tumoren des Magen-Darm-Kanals, der Mamma, Leber und Lunge, besonders aber der Hoden (Seminom) und bei Magen-Darm-Entzündungen vor; möglicherweise ist es auch im Spermatozoon enthalten.

Standardisierung: 1 IE entspricht der Aktivität eines im National Institute for Medical Research, London, aufbewahrten internationalen Standardpräparats von 0,25 mg.

4.1.6 Gonadotropinpräparate

Für den medikamentösen Einsatz der Gonadotropine verwendet man

a) HMG-Präparate: Sie haben hauptsächlich FSH-Wirkung.
b) HCG-Präparate: Sie haben hauptsächlich LH-Wirkung.
c) PMS-Präparate: Sie haben FSH- und geringe LH-Wirkung.
d) Reine FSH- und LH-Präparate: Sie stehen nur in beschränkter Menge und eher für Forschungszwecke zur Verfügung.

Alle Gonadotropinpräparate müssen injiziert werden. Die Dauer der Wirkung wird von der Schnelligkeit ihres Abbaus bestimmt. Für LH, FSH und HCG nimmt man eine kurze Halbwertszeit von 30 min, 3 und 6 h, sowie eine lange von 4, 70 und 23 h an.

4.1.7 Indikationen

Ovulationsauslösung
Bekanntlich sind die zwei hypophysären Gonadotropine FSH und LH für viele Vorgänge im Ovarium, welche zur Ovulation führen, von überragender Bedeutung. Mangel des einen oder beider Hormone macht eine Substitutionstherapie notwendig.

Prinzip: Man versucht die Natur dadurch zu imitieren, daß man Gonadotropine in der Reihenfolge dem Körper zuführt, in der sie normalerweise gebildet werden, um eine Fruchtbarkeit zu gewährleisten. Das heißt, bei Frauen mit anatomisch normalen Geschlechtsorganen, aber nicht funktionierenden Ovarien (dienzephal bedingte, hypophysäre oder psychogene Anovulation) mit Sterilität oder primärer oder langdauernder sekundärer Amenorrhö bzw. Oligomenorrhö, vor allem wenn bei ihnen ein endogener Östrogen- und Gonadotropinmangel besteht (hypogonadotrope Ovarialinsuffizienz), wird eine Substitutionstherapie mit Gonadotropinen durchgeführt. Voraussetzungen sind: Fertilität des Ehemannes, Kinderwunsch und Fehlen einer Hyperprolaktinämie.

Durchführung der Ovulationsauslösung: Vor einer HMG-Behandlung muß die Patientin ausführlich über den Verlauf, über die Erfolgsaussichten, vor allem aber auch über die Komplikationen aufgeklärt werden; hierbei darf man es nicht versäumen, die Patientin zu informieren, daß selbst bei korrekter Überwachung eine Überstimulierung entstehen kann, welche sich einerseits in Mehrlingsschwangerschaften, andererseits aber auch in der Ausbildung von Zysten äußern kann. Die HMG-Behandlung wird heute individualisiert vorgenommen, das heißt in Abhängigkeit von der sonographisch festgestellten Follikelreifung und der Östrogenkonzentration. Bei amenorrhöischen Patientinnen empfiehlt es sich, durch ein Östrogen-Progestagen-Gemisch eine Blutung auszulösen und anschließend am dritten Zyklustag mit der Stimulation zu beginnen, wobei zunächst täglich 1 – 2 Ampullen HMG injiziert werden. Nach 5 Tagen wird sinnvollerweise mit der sonographischen und der endokrinologischen Überwachung begonnen. Das Menopausengonadotropin soll so lange injiziert werden, bis der dominante Follikel einen Durchmesser von ca. 18 mm aufweist, wobei zwischen der Östrogenkonzentration und der Anzahl der Follikel eine enge Korrelation besteht, auf die später noch eingegangen werden wird. Wegen der relativ langen Halbwertszeit des follikelstimulierenden Hormons kann zwischen der letzten HMG-Injektion und der HCG-Gabe ein Intervall von mehr als 24 h liegen, in dem die Follikel nachreifen.

Der optimale Zeitpunkt für eine Ovulationsauslösung mit 5000 – 10 000 Einheiten HCG wäre dann gegeben, wenn bei einem Follikeldurchmesser von 2 cm der tägliche Östradiolanstieg abflacht und an dem Tag, an dem kein Menopausengonadotropin mehr zugeführt wurde, der Spiegel ein Plateau bildet. Wichtig erscheint es, daß vor dem Abfallen des Serumöstradiols die Ovulationsinduktion mit HCG durchgeführt wird.

Normalerweise benötigt die HMG-Stimulation einen Zeitraum von 10 – 12 Tagen, wobei die anfangs gewählte Dosis von 1 – 2 Ampullen HMG bis auf 5 Ampullen pro Tag gesteigert werden kann. Die Wahl der HMG-Menge kann sich an der Östradiolkonzentration orientieren: Diese soll von einem Tag zum nächsten in arithmetischer Reihe ansteigen, auf keinen Fall darf sich die Östradiolmenge an zwei aufeinanderfolgenden Tagen mehr als verdoppeln.

Um die endokrinen Befunde zu standardisieren, empfiehlt es sich, sowohl die HMG-Injektion wie auch die Blutabnahmen täglich zum gleichen Zeitpunkt durchzuführen, wobei es sich als vorteilhaft erwiesen hat, die Injektion von HMG zwischen 15 und 20 Uhr, die Blutabnahme zur Östradiolbestimmung am nächsten Morgen vorzunehmen.

Steigt das Serumöstradiol linear an, wobei, wie bereits erwähnt, die Östradiolkonzentration jene des Vortags nicht um mehr als das Doppelte überschreiten darf, aber auch nicht weit unter diesem doppelten Wert liegen soll, so ist eine Steigerung der HMG-Dosis nicht notwendig. Die Stimulation kann mit der gleichen Anzahl von HMG-Einheiten fortgeführt werden bis der dominante Follikel („leading follicle") eine Größe von ca. 1,8–2 cm erreicht hat. Erfahrungsgemäß liegt die Östradiolserumkonzentration zu diesem Zeitpunkt zwischen 1000 und 1500 pg/ml, wobei man pro endokrin kompetentem Follikel (über 1,8 mm) eine Östradiolsekretion von 300–400 pg/ml annehmen kann. Der Summationseffekt des 17β-Östradiols ergibt sich aus mehreren gleichzeitig herangereiften Follikeln, aber auch aus der Fülle kleinerer Eibläschen, die ebenfalls im Rahmen einer HMG-Therapie aufschießen.

Besondere Vorsicht gilt bei Frauen mit einer präexistenten Hyperandrogenämie, da sie meist zu einer multifollikulären Eireifung neigen. Hier ist es wichtig, zunächst nur eine Ampulle HMG zu verabreichen und bereits von Anfang an eine engmaschige Überwachung vorzunehmen. Empfehlenswert ist es bei diesen Patientinnen auch, vor der geplanten HMG-Therapie eine sequentielle Östrogen-Gestagen-Behandlung durchzuführen. Diese hat den Vorteil, daß die oftmals erniedrigten Werte des SHBG der hyperandrogenämischen Patientinnen ansteigen und die freie Androgenfraktion verstärkt abgebunden wird. Das verabreichte Progestagen stellt nicht nur eine ausreichende Transformation des Endometriums sicher, sondern führt über seine negative Rückkoppelungseigenschaft zu einem vorübergehenden Abfall der ovariellen Androgenkonzentrationen.

Sonographisch ist die Selektion der „leading follicles" ungefähr 5 Tage vor dem Eisprung zu konstatieren, die dominanten Follikel wachsen ab diesem Tag täglich linear um 2 mm, wobei noch 24 h vor der Ovulation, d. h. nach der Exposition des mittzyklischen luteinisierenden Hormons, jedoch vor dem Eisprung selbst, ein Wachstumsschub stattfindet. Diese rapide Größenzunahme verursacht bei vielen Frauen den sogenannten Mittelschmerz, der also nicht Ausdruck der Follikelruptur, sondern dieses präovulatorischen Größenzuwachses ist.

Nach einer solchermaßen induzierten Ovulation muß das kindersuchende Paar angewiesen werden, diese Periode der Fruchtbarkeit zu nützen. Im wesentlichen soll die FSH-Behandlung nicht länger als 8–12 Tage und die LH-Behandlung nicht länger als 3 Tage dauern. Die Wiederholung einer derartigen Behandlung kann nach 4 Wochen erfolgen. Die individuellen Dosierungen unterliegen großen Schwankungen. Sie festzusetzen ist Aufgabe des Arztes.

Die *Ergebnisse* der HMG-HCG-Behandlung sind sehr zufriedenstellend. In einem hohen Prozentsatz, der in der Literatur zwar mit großen Schwankungen angegeben wird, aber um 70–90 % liegt, gelingt die Auslösung einer Ovulation. In einem erheblich geringeren, etwa in 30–40 %, kommt es auch zur Schwangerschaft.

Nebenwirkungen: Leider ist die massive Überdosierung, die dieser Behandlung eigen ist, mit dafür verantwortlich, daß eine große Anzahl von Mehrlingsschwangerschaften entsteht (etwa 30 %) und keineswegs alle erreichten Schwangerschaften ausgetragen werden. Die Abortrate ist hoch (10–30 %).

Dazu kommt noch die Möglichkeit, daß es zu Symptomen einer *Überstimulation* kommt, daß also durch überstürztes Follikelwachstum die Eierstöcke vergrößert werden (besonders bei polyzystischen Ovarien), große Follikelzysten entstehen, Pleura- und Peritonealreizungen auftreten und geplatzte oder stielgedrehte Zysten sogar zu einem akuten Abdomen führen können. Es ist daher von großer Wichtigkeit, überschießende Reaktionen des Körpers auf diese Behandlung nicht zu übersehen.

Die Gefahr einer Überstimulierung kündigt sich bei der sonographischen Überwachung dann an, wenn neben dem dominanten Follikel auch mittelgroße Begleitfollikel festzustellen sind, die eine durchschnittlich Größe von 10–14 mm aufweisen. Beobachtet man mehr als 5 solcher mittelgroßer Eibläschen, so ist von einer HCG-Gabe abzusehen.

Die Symptome der Überstimulierung treten meist erst 7 Tage nach Beginn des medikamentösen Versuchs einer Ovulationsauslösung mit Gonadotropinen auf; die Patientinnen klagen über einen zunehmenden Bauchumfang, über Spannungsgefühle und Schmerzen im Unterbauch. Hat die Frau mehr als 10 kg zugenommen, liegt eine Hämokonzentration mit einem Hämatokrit über 50 % vor, weist sie eine orthostatische Hypotonie, eine Oligurie oder eine Dyspnoe auf, so ist eine Hospitalisierung notwendig, wobei man zunächst von einer vaginalen Untersuchung absehen kann und sich auf eine sonographische Dokumentation der Zysten beschränkt.

Das Hauptproblem des Überstimulationssyndroms liegt in der Flüssigkeitsverschiebung vom intra- in den extravaskulären Raum sowie in die Bauchhöhle, wobei der pathophysiologische Mechanismus dafür nach wie vor unklar ist; diskutiert wird eine Störung der Kapillarpermeabilität, welche durch die unphysiologisch hohen Steroidspiegel ausgelöst werden könnte. Der Flüssigkeitsverlust führt zur Hypotonie, zur Zunahme der Blutviskosität und zu verminderter renaler Perfusion. Dies erzeugt wiederum einen Anstieg des Harnstoffstickstoffs, die Patientin ist hypovolämisch, azitotisch und hyperkalämisch. Die Therapie orientiert sich an diesen pathologischen Veränderungen und muß zunächst die Flüssigkeitszu- und -ausfuhr exakt bilanzieren. Die regelmäßige Kontrolle der Elektrolyte, des Hämatokrits, des Harnstickstoffs, des Kreatinins, der Natrium- und Kaliumkonzentration, der Gerinnungsparameter sowie der Proteinfraktionen sind von seiten des diagnostischen Managements sinnvoll, ebenso die Dokumentation des EKGs, um Anzeichen einer Hyperkaliämie früh zu erfassen. Ziel der konservativen Behandlung ist es, den Proteinverlust sowie die Elektrolytverschiebung zu korrigieren, wobei sich die Infusion mit hochprozentigem Humanalbumin bewährt hat. Prostaglandinsynthesehemmer, rektal als Zäpfchen verabreicht, haben sich unserer Erfahrung nach sehr bewährt, ebenfalls eine diskrete Forcierung der Diurese, die aufgrund des Zusammenhangs zwischen intra- und extravasalem Raum eine Verminderung der Flüssigkeitsretention bewirkt. Voraussetzung dafür ist allerdings eine antikoagulative Behandlung der Patientin.

Zusammenfassend kann man sagen, daß neben dem beschriebenen Monitoring die onkoosmotische Therapie, welche sich auf die Zufuhr von Eiweiß, auf eine leichte Unterstützung der Diurese bei gleichzeitiger antikoagulativer Prophylaxe und Verabreichung von Prostaglandinsynthesehemmern stützt, bewährt hat. Chirurgische Interventionen sollten unter allen Umständen vermieden werden und nur dann stattfinden, wenn im Rahmen einer Zystenruptur Hämorrhagien oder bei stielgedrehten Zysten ein akutes Abdomen entstehen.

Da es sich bei den multiplen Zysten des Überstimulierungssyndroms um Luteinzysten handelt, kann durch den Verzicht auf die Ovulationsauslösung mit HCG und die konsekutive Luteinisierung der Granulosazellen in vielen Fällen eine Überstimulierung umgangen werden. Zeichnet sich während der Stimulierung endokrinologisch und sonographisch die Wahrscheinlichkeit eines Überstimulierungssyndroms ab, so muß dies mit der Patientin ausführlich diskutiert und im Zweifelsfall auf die Gabe von HCG verzichtet werden.

Der Vollständigkeit halber sei noch erwähnt, daß sich in manchen Fällen von Sterilität die kombinierte Behandlung mit HMG und einem GnRH-Derivat bewährt hat. Bei speziellen Indikationen (Uterushypoplasie mit hypoöstrogener Amenorrhö, Anovulation mit Corpusluteum-Insuffizienz) wird von einer kombinierten Therapie mit Progestagenen und HMG Günstiges berichtet.

Reines FSH wird zur Ovulationsauslösung bei Patientinnen mit Stein-Leventhal-Syndrom und bei Frauen zur In-vitro-Fertilisierung verwendet.

Follikelpersistenz (glandulär-zystische Hyperplasie)

Unter anhaltender FSH-Wirkung kommt es zur kontinuierlichen Überproduktion von Östrogenen und zu längerdauernden Amenorrhöen bzw. Blutungen aus dem hyperplastischen Endometrium. Mit HCG gelingt es, den Follikel zu luteinisieren und einen biphasischen Zyklus zu erzielen, in manchen Fällen sogar eine Ovulation zu ermöglichen.

Der Follikelpersistenz ähnlich ist eine weitere Ovulationsstörung, auf die man erst durch regelmäßige Ultraschalluntersuchungen aufmerksam gemacht wurde: das *Syndrom des luteinisierten, nichtrupturierten Follikels* (LUF, „luteinized unruptured follicle"). Hierbei handelt es sich ebenfalls um eine Form der Persistenz, der herangereifte Follikel luteinisiert jedoch, ohne daß er rupturiert und die Eizelle freisetzt. Die Diagnose ist nur durch ein tägliches periovulatorisches Monitoring mittels Sonographie sowie eine Bestimmung von LH, Östradiol und unter Umständen auch des 17-Hydroxyprogesterons zu stellen. Vor allem jene Patientinnen, bei denen ein LH-Peak zu einem Zeitpunkt auftritt, zu dem die Follikelreifung noch nicht abgeschlossen ist und das Östradiol weiter ansteigt, neigen dazu. Im Ultraschall bleibt die Konfiguration des Follikels selbst 36 h nach dem vorzeitigen LH-Peak erhalten; ebenso weist ein schon mehrere Tage vor dem LH-Peak beginnender Anstieg des 17-Hydroxyprogesterons auf dieses Syndrom hin.

Über den Krankheitswert, aber auch über die Ursache dieser Synchronisationsstörung in der Follikelreifung ist wenig bekannt; möglicherweise wird vor allem beim artifiziell induzierten Follikelwachstum während des stufenförmigen Östradiolanstiegs ein Östrogenplateau vorgetäuscht, auf das die Hypophyse mit einer Gonadotropinausschüttung reagiert. Damit trifft der LH-Gipfel auf einen nicht ausgereiften Follikel, der zwar nicht rupturiert, aber doch luteinisiert. Dieses Syndrom wird in 10 % aller Zyklen nachgewiesen, eine Sterilitätsursache wird darin allerdings nur dann gesehen, wenn es in mehreren aufeinanderfolgenden Zyklen zur vorzeitigen Luteinisierung kommt. Eine Möglichkeit, dieser zu begegnen, liegt in der Verwendung von GnRH-Analoga, mit denen, ähnlich wie beim polyzystischen Ovar, die endogene Gonadotropinsekretion ruhiggestellt wird. Zu bemerken ist ferner, daß sich die vorzeitige Luteinisierung im ersten HMG-Behandlungszyklus häufiger als in den nachfolgenden beobachten läßt.

In-vitro-Fertilisation
Gonadotropine werden in den verschiedensten Dosierungen allein oder in Kombinationen (mit GnRH-Analoga, Clomifen) zur Stimulation der multiplen Follikelreifung verwendet. Diese Indikation ist jedoch Spezialeinrichtungen vorbehalten und soll hier nicht besprochen werden.

(Habitueller) Abort
Erste Ergebnisse in der Behandlung des habituellen Aborts mit HCG scheinen erfolgversprechend zu sein, doch kann noch nichts über ihren Wert im Vergleich zur Abortprophylaxe mit Allylestrenol oder Progestagen-Östrogen-Gemischen ausgesagt werden.

4.1.8 Diagnostische Anwendung

In Fällen von Sterilität kann überprüft werden, ob die Ursache in den Gonaden zu suchen ist. Die Behandlung mit HCG bei der Frau bedingt eine vermehrte Ausschüttung von Östrogenen und Progesteron.

Die Verwendung von Gonadotropinen zur Behandlung der Retentio testis und der männlichen Sterilität gehört nicht in den Rahmen dieser Abhandlung.

4.1.9 Hemmung der Gonadotropinsekretion

In der Frauenheilkunde findet neben den Östrogenen und Progestagenen (z. B. zur steroidalen Kontrazeption oder bei Endometriose) auch *Danazol*, ein Isoxazolderivat des 17α-Äthinyltestosterons, zur Unterdrückung der Gonadotropinabgabe Anwendung. Es ist ein Stoff mit deutlich androgener Wirkung, der trotz nicht unbeträchtlicher Nebenwirkungen in der Therapie der Endometriose eingesetzt wird.

4.2 Prolaktin
(laktogenes oder mammotropes Hormon)

Geschichte
1928 entdeckten Grüter und Stricker ein laktogenes Prinzip in Hypophysenextrakten. 1930 bewies Corner, daß mit Hypophysenextrakten beim kastrierten Kaninchen eine Milchdrüsenentwicklung hervorgerufen werden kann. 1931 beschrieb Riddle die Existenz eines HVL-Hormons, das für die Milchdrüsensekretion im Kropf von Tauben verantwortlich sein soll und nennt es Prolaktin. Erst nach 1970 wurde neben dem menschlichen Wachstumshormon auch ein menschliches Prolaktin als eigenständiges Hormon nachgewiesen.

Prolaktin hat für die Therapie des Frauenarztes keine Bedeutung, wohl aber die Unterdrückung seiner Wirkung, weshalb es hier kurz besprochen werden soll.

Chemie
Prolaktin ist ein lineares Polypeptid, das vorwiegend in den azidophilen Zellen des HVL und in der Plazenta gebildet wird; es enthält 198 Aminosäuren mit 3 Disulfidbrücken und keine Kohlenhydrate. Sein Aufbau ist ähnlich dem des Wachstumshormons. Prolaktin wird auch von der Dezidua und im Verdauungstrakt gebildet.

Sekretion

Die normale Plasmakonzentration liegt tagsüber bei der nicht laktierenden Frau (und beim Mann) bei 5 – 10 ng/ml. Sie steigt während des
Schlafs auf das 2- bis 3fache an. Weitere Sekretionsreize sind: TRH,
psychischer und physischer Streß, Hunger, Koitus, Orgasmus, kleine
bis mittlere Dosen von Östrogenen, Schilddrüsenhormone und hyper-
tonische Zustände. Der stärkste Sekretionsreiz ist aber der Saugreiz an
der Brust; durch ihn kann der Prolaktinspiegel im Plasma innerhalb
von 30 min auf das Hundertfache ansteigen. Bei Frauen sind die
Blutspiegel nach der Menarche höher als davor. Während der
Schwangerschaft steigen sie zugleich mit den Östrogenen und erreichen ein Maximum im dritten Trimester (wohl durch den Anstieg der
Östrogene bedingt). Bei nicht stillenden Frauen sinken sie nach dem
Partus innerhalb von 2 Wochen auf das Ausgangsniveau ab, bei
Laktierenden bleibt die Plasmakonzentration erhöht und zeigt steile
Spitzen von 200 – 250 ng/ml während und kurz nach dem Stillen. In der
Amnionflüssigkeit ist die Prolaktinkonzentration mehrfach höher als
im Plasma. Die Eliminationshalbwertszeit im Plasma beträgt 20 min.

Die *Steuerung der Sekretion* erfolgt vom Hypothalamus aus durch
eine fortlaufende Ruhesekretion von Prolaktostatin, dem hypothalamischen Hemmfaktor für die Prolaktinsekretion (PIF, „prolactin
inhibiting factor"); es handelt sich um Dopamin. Levodopa, Dopamin, Piribedil und Metoclopramid hemmen die Prolaktinsekretion in
vivo und in vitro. Dopaminantagonisten, also Hemmer von PIF, wie
Phenothiazine, Butyrophenone, trizyklische Antidepressiva oder Stoffe, die die Dopaminsynthese (α-Methyldopa) bzw. -speicherung (Re-
serpin) herabsetzen, sowie Cyproteronazetat und Cimetidin fördern
die Prolaktinproduktion und können zu Galaktorrhö (und Gynäko-
mastie bei Männern) führen.

Ob das „Thyreotropin releasing hormone" (TRH) das „Prolactin
releasing hormone" (PRH) ist oder ein eigenes PRH existiert, steht
noch nicht fest.

4.2.1 Wirkungen

Mammotrope Wirkung

Wachstumsförderung und Proliferation der Brustdrüse sind die
Hauptwirkungen von Prolaktin bei der Frau; für seine Wirkung ist das

Vorhandensein von Progesteron, Kortikosteroiden, Wachstumshormon und Insulin notwendig. Prolaktin (zusammen mit HPL, „human placental lactogen") schafft beim Menschen die Voraussetzungen für die Entwicklung der Milchdrüsen (Mammogenese), der Milchsekretion (Laktogenese) und ist für das Einsetzen und die Erhaltung der postpartalen Laktation verantwortlich. Außerhalb des Wochenbetts führt ein erhöhter Prolaktinspiegel zu Galaktorrhö und häufig damit einhergehender sekundärer Amenorrhö und Sterilität.

Luteotroper Effekt

Er wurde nur bei Ratten und Mäusen gefunden (Steigerung der Progesteronproduktion, Erhöhung der Lebensdauer des Gelbkörpers, Scheinschwangerschaft), nicht aber beim Menschen (daher wird Prolaktin nicht mehr zu den Gonadotropinen gezählt). Eindeutige Wirkungen auf das menschliche Ovar (Steroidgenese?) sind nicht gesichert. Kleinste Konzentrationen sind für die Progesteronbildung in den Granulosazellen nötig, große Dosen hemmen sie. Hohe Prolaktinspiegel im Blut führen zu Amenorrhö und stark erniedrigter Östrogenausscheidung bei nicht beeinträchtigter Gonadotropinausscheidung (direkte Ovarwirkung? Stimulierung der Androgenproduktion in der Nebenniere?).

Aus den vielen Wirkungen von Prolaktin, die beim Tier gefunden wurden, sind neben der Wachstumsförderung der Kropfdrüse besonders interessant: die Beeinflussung des mütterlichen Verhaltens, das Hervorrufen des „water drive phenomenon" bei Amphibien, ein regulierender Effekt auf die Amnionflüssigkeit bei Säugern, die Verstärkung der ACTH-bedingten Androgenproduktion und der Progesteronwirkung auf die Vagina.

4.2.2 Hemmung der Prolaktinsekretion

Hyperprolaktinämie

Sie ist wahrscheinlich Ausdruck einer Störung im Hypothalamus-Hypophysen-System und hat unterschiedliche Ätiologien. Besonders hohe Prolaktinspiegel kommen bei Frauen mit Amenorrhö mit und ohne Galaktorrhö vor. Für die Diagnostik hat sich die immunologische Bestimmung von Prolaktin bewährt, für die Therapie die Senkung des Prolaktinspiegels.

1954 entdeckte Shelesnjak, daß Secale-Alkaloide eine (Schein-) Schwangerschaft der Ratte beenden und dieser Effekt durch die luteotrope Wirkung von Prolaktin aufhebbar ist. In Verfolgung dieser Beobachtung wurden Hemmstoffe der Prolaktinsekretion entwickelt, deren wichtigste die Secale-Abkömmlinge Brom(erg)ocriptin (2-Br-α-Ergocryptinmesilat) und Lisurid (3-(9,10-Didehydro-6-metherglin-8α-yl)-1,1-diäthylharnstoff) sind.

Bromocriptin hemmt die Prolaktinsekretion durch Stimulierung der PIF-Freisetzung (stimuliert die Dopaminrezeptoren), Erschwerung der Prolaktinfreisetzung aus dem HVL und Erhöhung der Empfindlichkeit von Hypophyse und Hypothalamus für Dopamin. Obwohl die Halbwertszeit von Bromocriptin nur 4–8 h beträgt, senkt es den Prolaktinspiegel für 20–30 h. Die Wirkung von Lisurid soll 10mal so stark sein wie die von Bromocriptin.

Indikationen der Prolaktinhemmer bei der Frau

Endokrinologische Indikationen: Verhinderung der postpartalen Laktation und Unterdrückung einer etablierten Laktation (ohne althergebrachte zusätzliche Maßnahmen; keine Erhöhung der Thrombosegefahr). Mittel der Wahl bei Galaktorrhö mit oder ohne Amenorrhö, bei prolaktinbedingten prämenstruellen Beschwerden, bei Menstruationsstörungen und Subfertilität (auch ohne Galaktorrhö).

Prolaktinhemmer sind auch beim Syndrom der polyzystischen Ovarien (Normalisierung der LH-Sekretion) und bei zystisch-fibröser Mastopathie wirksam.

Neurologische Indikationen: Prolaktinome, Adjuvans bei Akromegalie.

Klinisches Vorgehen bei einer Hyperprolaktinämie

Die Indikation für eine Prolaktinuntersuchung stellt sich einerseits bei Patientinnen mit ungeklärter Sterilität, andererseits aber auch bei Frauen, die an einer Oligomenorrhö bzw. Amenorrhö leiden. Eine Prolaktinuntersuchung ist vor allem dann angezeigt, wenn neben der Zyklusstörung noch eine Galaktorrhö, Kopfschmerzen und Sehstörungen auftreten.

Wegen der starken zirkadianen Schwankung des Prolaktins soll die Blutabnahme standardisiert zwischen 8 und 10 Uhr morgens erfolgen. Die Patientin muß dafür jedoch nicht nüchtern sein. Anamnestisch sollen alle Möglichkeiten erfragt werden, die zu einer exogen induzierten oder iatrogenen Hyperprolaktinämie führen können, vor allem die Einnahme von Psychopharmaka.

Liegt eine Hyperprolaktinämie vor, so empfiehlt sich nach einer Kontrolluntersuchung die bildgebende Darstellung der Hypophyse durch ein Computertomogramm oder durch eine Magnetresonanzdarstellung. Die bildgebende Hypophysenuntersuchung wird in jedem Fall dann empfohlen, wenn das Prolaktin die 50-pg/ml-Grenze übersteigt, obwohl auch bei niedrigeren Prolaktinwerten Mikroadenome diagnostiziert wurden (von einem Mikroadenom der Hypophyse spricht man dann, wenn der Durchmesser unter 10 mm liegt). Eine konservative Behandlung mit einem Prolaktinantagonisten kann eine Verkleinerung, ja sogar ein Verschwinden des Adenoms bewirken. Liegt hingegen ein Makroadenom vor, so ist die Konsultation von Neurochirurgen notwendig, vor allem dann, wenn aufgrund neurologischer Ausfälle eine chirurgische Intervention nicht zu umgehen ist.

Bei mäßiger Hyperprolaktinämie muß stets an die Möglichkeit einer Hypothyreose gedacht und diese mittels eines TRH-Tests abgeklärt werden; die Differentialdiagnose ist vor allem aus therapeutischen Gründen wichtig. 400 µg TRH werden intravenös appliziert, nach 20 und 40 min wird dann der TSH-Spiegel gemessen. Übersteigt er die 30-µg/ml-Grenze, so spricht dies für eine latente Hypothyreose, die trotz normaler T3- und T4-Werte vorhanden sein kann. Ein erhöhter Prolaktinwert ist bisweilen der einzige diskrete Hinweis auf eine klinisch manifeste Hypothyreose.

Wegen der Nebenwirkungen von Dopaminagonisten, über die die meisten Patientinnen klagen und die sich vor allem in Übelkeit und orthostatischen Beschwerden manifestieren, ist eine einschleichende Verabreichung von Prolaktinantagonisten sinnvoll. Am besten sollten sie abends vor dem Schlafengehen eingenommen werden, wobei eine zusätzliche salzreiche Kost (z. B. Heringe) die orthostatischen Beschwerden herabsetzen kann.

Bei leichten Prolaktinerhöhungen reichen Dosen von 1,25–2,5 mg Bromocriptin bzw. von 0,1–0,2 mg Lisurid aus, um das Prolaktin zu normalisieren. Nach erfolgreichem Eintritt einer prolaktinsenkenden Wirkung soll versucht werden, die geringste notwendige Dopaminagonistendosis zu finden, da es auch die Gefahr einer Prolaktinübersuppression mit deletären Folgen für den Gelbkörper gibt. Zur Persistenz des Corpus luteum scheinen physiologische Prolaktindosen notwendig zu sein.

Das Prolaktin ist einer starken zirkadianen Rhythmik unterworfen – vor allem in den frühen Morgenstunden können hohe Spitzenwerte erreicht werden – und dieser Umstand wird ebenfalls als Sterilitätsursache diskutiert. Allerdings ist die nokturnale passagere Hyperprolaktinämie schwer zu diagnostizieren.

Zur Erkennung einer larvierten Hyperprolaktinämie wurde der Prolaktinstimulationstest empfohlen. Dabei werden 10 mg Paspertin intravenös appliziert, nach 20 und 40 min wird der Prolaktinspiegel gemessen. Eine larvierte Hyperprolaktinämie wird dann angenommen, wenn die Stimulationswerte das Zehnfache des Prolaktinbasiswerts überschreiten. Die Aussagekraft dieses Tests ist allerdings umstritten. Trotzdem scheint manches dafür zu sprechen, daß selbst bei biochemisch normalen Prolaktinbefunden eine Sterilitätsursache vorliegt, die durch Dopaminagonisten beseitigt werden kann. Möglicherweise liegt die Erklärung tatsächlich in den starken nächtlichen Schwankungen oder auch in den unterschiedlichen Isoformen, in denen das Prolaktin vorkommt und die eine unterschiedliche biologische Potenz aufweisen. Die Anwendung von Bromocriptinderivaten bei normoprolaktinämischen ungeklärten Sterilitäten ist deswegen nicht sinnlos und führt tatsächlich bisweilen zum Erfolg.

Nebenwirkungen: Übelkeit, Erbrechen, Schwindel, Müdigkeit, Mundtrockenheit, verstopfte Nase, Blutdruckabfall, psychomotorische Unruhe, Halluzinationen, Beinkrämpfe, Herzrhythmusstörungen, Alkoholintoleranz. Stehen die intestinalen Nebenwirkungen im Vordergrund, so wird in jüngster Zeit eine vaginale Applikation der Prolaktinantagonisten empfohlen; dadurch werden der gastrointestinale Resorptionsvorgang umgangen und eine Reihe von Nebenwirkungen, die dem Magen-Darm-Trakt zuzuordnen sind, vermieden.

Kontraindikationen: Überempfindlichkeit gegen Bromocriptin und andere Ergotalkaloide, Psychosen, schwere kardiovaskuläre Störungen, obstruktive Gefäßerkrankungen, peptische Ulzera. Da Teratogenität noch nicht ausgeschlossen wurde, sollen Dopaminagonisten in der Schwangerschaft nicht angewendet werden (Ausnahmen sind vielleicht inoperable Prolaktinome).

5 Hormone des Hypophysenhinterlappens

Die neurohypophysären Hormone des Hypophysenhinterlappens (HHL) sind Vasopressin (Adiuretin) und Oxytocin.

Geschichte

1895 entdeckten Oliver und Schäfer die blutdrucksteigernde Wirkung von Hypophysenextrakten. 1906 beschrieb Dale die uteruskontrahierende Wirkung des HHL-Extrakts. 1910 fand Frank, daß Diabetes insipidus auf einer Unterfunktion des HHL beruht. 1928 trennten Kamm et al. aus dem HHL-Extrakt 2 Hormone, das Vasopressin und das Oxytocin. 1954 klärte du Vigneaud die Struktur beider HHL-Hormone auf, und 1955 gelang du Vigneaud und Tuppy sowie Boissonas et al. die Synthese von Oxytocin (erstes synthetisch hergestelltes Peptidhormon).

Chemie

Die HHL-Hormone sind zyklische Polypeptide, die aus 9 Aminosäuren, einer Disulfidbrücke und einer endständigen Amidgruppe bestehen. Diese Nonapeptide unterscheiden sich voneinander nur durch die Aminosäuren 3 und 8. Beide können synthetisch hergestellt werden.

H-Cys-Thyr-Phe-Gln-Asn-Cys-Pro-Arg-Gly-NH$_2$ *Vasopressin*
   1   2   3   4   5   6   7   8   9

H-Cys-Thyr-Ile-Gln-Asn-Cys-Pro-Leu-Gly-NH$_2$ *Oxytocin*
   1   2   3   4   5   6   7   8   9

Bildung, Sekretion

Im Hypothalamus befinden sich großzellige Kerne (Nucleus supraopticus, Nucleus paraventricularis und Nucleus suprachiasmaticus), die ein Neurosekret bilden, das bei Bedarf über das Axoplasma des Tractus supraoptico-hypophyseus zum HHL transportiert, dort gelagert und aus den Neurovesikeln in die Blutgefäße innerhalb des HHL abgegeben wird. Ein Teil der Neurosekrete gelangt auch zur Eminentia mediana und von dort zum HVL, wo Vasopressin an der ACTH-Abgabe beteiligt ist, ein anderer Teil zum limbischen System (Wirkung auf erlerntes Verhalten). Der HHL selbst produziert keine Hormone, sondern ist nur der Speicherplatz für diese an Neurophysine gebundenen hypothalamischen Peptide. Oxytocin und Vasopressin werden vom HHL immer zusammen, aber nicht immer im gleichen Verhältnis in die Zirkulation abgegeben, was auf eine getrennte Regulation der Sekretion schließen läßt. Die Hormone werden pulsatil ausgeschüttet und zeigen einen Tagesrhythmus mit einem Gipfel zwischen 24 und 4 Uhr. Die Freisetzung beider Hormone ist kalziumabhängig.

Wegen der geringen Konzentration sind die Hormone in Blut und Körperflüssigkeiten biologisch nicht (Oxytocin bei Nichtschwangeren) oder nur unbefriedigend bestimmbar. Ob die Hormone an Plasmaproteine gebunden sind, steht noch nicht fest. In der Schwangerschaft steigt die Oxytocinkonzentration im Plasma bis zum Partus auf etwa 0,002 ng/ml an.

Pharmakokinetik

Durch enzymatische Inaktivierung in Leber, Nieren und laktierender Mamma und Ausscheidung durch die Nieren werden die Hormone rasch aus dem Blut entfernt. Die biologische Halbwertszeit beträgt 1 – 4 min. Bei schwangeren Frauen tritt im Serum die Aminopeptidase Oxytokinase auf, die beide Hormone abzubauen vermag; sie wird wahrscheinlich im Uterus und in der Plazenta gebildet und nimmt bis zum Partus auf das 80fache zu, verschwindet aber innerhalb von 14 Tagen nach dem Partus. Änderungen des Oxytokinasespiegels wurden bei drohendem Abort gefunden, sie gelten als eine der Indikationen für eine Therapie.

Physiologische Wirkungen

Die Hormone der Neurohypophyse wirken auf die Epithelmembran; sie erhöhen die Permeabilität für Wasser, Natrium und Harnstoff. Außerdem greifen sie direkt an kontraktilen Geweben an, indem sie die glatte Muskulatur des Uterus, das Myoepithel im Bereich der Milchdrüsenalveolen und die glatte Muskulatur der Gefäße stimulieren; auch diese Wirkung verläuft wahrscheinlich über eine Permeabilitätsänderung. Bei den Vorgängen spielt cAMP die Rolle eines „messengers".

Beide HHL-Hormone zeigen die oben genannten Wirkungen, jedoch in unterschiedlicher Stärke.

Nachweismethoden
Es gibt eine Reihe biologischer und radioimmunologischer Methoden zum qualitativen und quantitativen Nachweis der HHL-Hormone. Eine IE, oder bei Oxytocin eine Voegtlin-Einheit (VE), ist in 0,5 mg eines pulverisierten, azetongetrockneten, bovinen HHL-Präparats enthalten (3. Internationaler Standard, 1957).

5.1 Vasopressin
(Adiuretin, ADH)

Vasopressin ist für die hormonelle Therapie der Frau, wie sie in dieser Abhandlung besprochen werden soll, ohne Bedeutung. Es wird nur der Vollständigkeit halber kurz beschrieben.

5.1.1 Wirkungen

Die *antidiuretische Wirkung* ist die Hauptwirkung von Vasopressin, die Gefäßwirkung wird als unerwünschte Nebenwirkung angesehen. Vasopressin ist an der Bildung eines hypertonen Harnes beteiligt, es führt zur maximalen Rückresorption von freiem Wasser in der Niere. Eine Verminderung der täglichen Menge von 180 l Primärharn auf weniger als 1 % konzentrierten Harn, der dann ausgeschieden wird, ist nur bei genügender ADH-Produktion möglich. Die Vasopressinausschüttung hängt von der osmotischen Konzentration der Elektrolyte in der extrazellulären Flüssigkeit (Osmolarität) ab. Wenn diese ansteigt (Wasser- oder Blutverlust, Zufuhr hypertonischer Lösung), wird mehr antidiuretisches Hormon sezerniert und mehr Wasser rückresorbiert. Osmorezeptoren und Volumenrezeptoren spielen für die ADH-Freisetzung eine große Rolle; auch Hormone, Kreislauf, Temperatur, Streß und Pharmaka üben Einflüsse aus. Zerstörung des Hypothalamus führt zu Diabetes insipidus, der durch Substitution mit Vasopressin erfolgreich behandelt werden kann.

Wirkung auf Gefäßwände und glatte Muskulatur: In hohen Dosen führt Vasopressin zur langanhaltenden Konstriktion der peripheren Gefäße, auch der Koronargefäße, zur Verlangsamung der Schlagfrequenz des Herzens, zur Verminderung des Minutenvolumens und zur Blutdruckerhöhung. Außerdem bewirkt es durch einen direkten Effekt auf die kontraktilen Elemente eine Kontraktion der gesamten glatten Muskulatur des Magen-Darm-Traktes und der Harnwege. Der Uterus wird mit hohen Dosen zur Kontraktion gebracht. Nach Chassar Moir ist der nichtschwangere im Gegensatz zum schwangeren Uterus empfindlicher für Vasopressin als für Oxytocin.

Weitere Wirkungen: Vasopressin stimuliert die ACTH-Abgabe, die Synthese des Blutgerinnungsfaktors VII, und es hat eine schwache oxytocinartige Wirkung; beim Menschen beeinflußt es die Elektrolyte kaum. Im Tierversuch zeigt Vasopressin deutliche Effekte auf das Gedächtnis (konsolidiert das erlernte Verhalten, d.h. es verzögert das Vergessen).

Unerwünschte Wirkungen: Flüssigkeitsretention, beim natürlichen Hormon auch Blutdruckerhöhung, myokardiale Ischämie, erhöhte Darmperistaltik, Uteruskrämpfe, Menorrhagien.

5.1.2 Indikationen

Durch artifizielle Eingriffe hat man höchst wirksame Stoffe (Analoga) mit selektiv antidiuretischer oder selektiver Gefäßwirkung erzeugt. Sie werden verwendet

a) bei hypophysärem, primärem und sekundärem Diabetes insipidus;
b) zur Gefäßverengung bei Lokalanästhesie (keine Herzwirkung wie Katecholamine), zur Erzeugung einer Blutleere bei Operationen, bei blutenden Ösophagusvarizen (Abnahme des portalen Druckes durch Konstriktion der Splanchnikusgefäße), zur Hämostase im kleinen Becken;
c) zur Kontraktion glatter Muskulatur bei paralytischem Ileus und Blasenatonie, zur Vorbereitung für Cholezystographien.

Auf die diagnostischen Verwendungsmöglichkeiten von Vasopressin zur Überprüfung der Hypophysenfunktion sei hier nur hingewiesen.

Da Vasopressin rasch abgebaut wird, ist die intranasale Applikation oder die Verwendung von Depotpräparaten (Vasopressin-Tannat in Öl) zweckmäßig.

5.1.3 Kontraindikationen

Koronare Herzkrankheiten, Hypertonie, Epilepsie, Schwangerschaftstoxikose.

5.2 Oxytocin

5.2.1 Wirkungen

Wirkung auf den Uterus: Die Empfindlichkeit des Uterus für Oxytocin steigt im Laufe der Schwangerschaft nur ganz allmählich an und wird unmittelbar vor der Geburt sehr groß. Östrogene erhöhen, Progesteron erniedrigt die Ansprechbarkeit des Uterus auf Oxytocin; seine Wirksamkeit ist also von einer hormonalen Konditionierung abhängig. Im Myometrium führt Oxytocin zu einer Prostaglandinausschüttung (primärer Effekt oder Folge der Kontraktion?). Sensorische Reize von Vagina, Zervix (Dehnung durch Koitus oder Geburt), Mamillen (Saugreiz und Dilatation der Milchgänge), visuelle, auditive (Babyschreien), olfaktorische und verschiedene psychische Reize führen reflektorisch zur Oxytocinausschüttung. Ob Oxytocin bei der Geburtsauslösung eine Rolle spielt, ist nicht sichergestellt. Wie bereits erwähnt, ist der Uterus der Nichtschwangeren viel empfindlicher für Vasopressin als für Oxytocin; in der Schwangerschaft und sicher während der Geburt und postpartal sind die Verhältnisse umgekehrt. Kleine Dosen Oxytocin führen zu rhythmischen Kontraktionen des Uterus, hohe können Tetanus uteri erzeugen. Es scheint, daß Oxytocin kein Induktor der Geburt, sondern eher ein Regulator der spontanen Uterusaktivität ist (hypophysektomierte Frauen haben einen normalen Geburtsverlauf); offensichtlich führt der Geburtsvorgang zur Oxytocinsekretion, und auf diese Weise werden die Kontraktionen des Uterus verstärkt. Oxytocin-induzierte und spontane Uteruskontraktionen können durch beta-adrenerge Substanzen, Halothan und Magnesiumsulfat gehemmt werden.

Wirkung auf die Milchdrüsen: Der Einfluß von Oxytocin auf die Milchejektion ist so stark, daß 0,01 IE bei der laktierenden Frau noch einen Effekt hervorrufen können. Oxytocin verursacht eine Kontraktion der myoepithelialen Zellen, die die Alveolen der Milchdrüse umgeben, wodurch die Ausstoßung einer viel größeren Milchmenge möglich wird als passiv durch die Kanäle ausströmen würde (galakto-kinetische Wirkung, „milk ejection", „let-down" der Milch); der Saugreiz ist ein sehr starker Stimulus für die Oxytocinsekretion in der Neurohypophyse.

Andere Wirkungen: Oxytocin führt in großen Mengen vorübergehend zur Erschlaffung der glatten Gefäßmuskulatur, zu „flushing", Blut-druckabfall und reflektorisch zur Tachykardie und erhöhtem Schlag-volumen. Im Tierversuch fand man, daß Oxytocin das Erinnern erschwert und das Vergessen beschleunigt; es soll Amnesie hervorrufen können.

Unerwünschte Wirkungen: Erschlaffung der Gefäßmuskulatur, Blut-druckabfall, Tachykardie, Schlagvolumenanstieg können uner-wünscht sein, ebenso unter Umständen Antidiurese, verstärkte Ute-ruskontraktionen und bei Überdosierung Tetanus uteri.

5.2.2 Indikationen

a) Geburtseinleitung bei Gefahr einer Übertragung, bei Erkrankun-gen von Mutter [Diabetes mellitus, (Prae-)Eklampsie, Hypertonie] oder Kind (z. B. fetale Erythroblastose) oder nach vorzeitigem Blasensprung; 5 E Syntocinon auf 50 ml NaCl als Infusion.
b) Wehenstimulierung bei primärer oder sekundärer Wehenschwäche (fetale Herztöne und Wehenamplitude kontrollieren).
c) Prophylaxe und Therapie von postpartaler Uterusatonie und Blutung, Plazentaretention, Blasenmole.
d) Uteruskontraktion nach Operationen am Uterus.
e) Verbesserung der Laktation (nur galaktokinetische Wirkung, keine Förderung der Milchproduktion).

Da Oxytocin durch Chymotrypsin im Magen-Darm-Trakt abgebaut wird, ist parenterale Applikation nötig (intravenös, intramuskulär, oromukosal, Nasenspray). Die Wirkung einer Injektion ist jedoch flüchtig, so daß sich Infusionen oder Depotpräparate als besonders zweckmäßige Darreichungsarten anbieten. Die in letzter Zeit ent-wickelten hochwertigen synthetischen Präparate sind frei von Vaso-pressineffekten.

In der Diagnostik wird Oxytocin verwendet, um die Wehenbereitschaft des Uterus zu prüfen.

5.2.3 Kontraindikationen

Geburtshindernisse (Mißverhältnis Kopf-Becken), Lageanomalien, Krampfwehen, schwere Schwangerschaftstoxikose, vorausgegangene Uterusoperationen, (ältere) Multipara (Rupturgefahr), drohende Uterusruptur oder Asphyxie, Geburtsbeschleunigung besonders bei nichteröffneter oder rigider Zervix, vorzeitige Plazentalösung.

6 Hormone der Gonaden

6.1 Östrogene

Östrogene sind Verbindungen, die bei kastrierten Nagetieren Östrus und bei der Frau die Proliferation des Epithels der sich aus dem Müller-Gang entwickelnden Organe, das Wachstum der weiblichen Geschlechtsorgane und die Ausprägung der sekundären weiblichen Geschlechtsmerkmale bewirken.

Geschichte

Um 1900 verhinderte Knauer die Folgen der Gonadektomie (Uterusatrophie, Verlust der Sexualfunktion) durch Transplantation von Ovarien und lieferte den ersten deutlichen Hinweis darauf, daß dies mit Hilfe eines Stoffes gelingt, der von den Ovarien produziert wird. Etwa zur selben Zeit zeigte Halban, daß es durch Transplantation von Ovarien gelingt, bei immaturen Tieren eine normale Sexualentwicklung und Sexualfunktion zu erzeugen. 1910 beobachtete Fraenkel, daß der schnelle Entzug der Ovarialhormone Blutungen aus dem Uterus hervorruft. 1929/30 isolierten die voneinander unabhängig arbeitenden Forschergruppen um Butenandt, Doisy und Laqueur das erste kristalline Östrogen (Östron). 1930 gewannen Marrian und Doisy et al. Östriol aus dem Harn schwangerer Frauen, ein Östrogen, das von Smith et al. 1939 erstmalig auch im Harn von Nichtschwangeren nachgewiesen wurde.

6.1.1 Östrogene Stoffe

Es gibt natürliche und artifizielle Östrogene (Tabelle 3).

Natürliche Östrogene

Die drei wichtigsten Östrogene des Menschen sind das Östron, das 17β-Östradiol und das Östriol. Sie alle haben einen aromatischen A-

Tabelle 3. Östrogene

Natürliche	Artifizielle
Östron	Steroide
Östradiol	Östronester
Östriol	Äthinylöstradiol
(Katecholöstr.)	– ester
Konjugierte Östr.	– äther
	Östradiolester
	Östriolester
	– äther
	Nichtsteroidale Verbindungen
	Stilbene

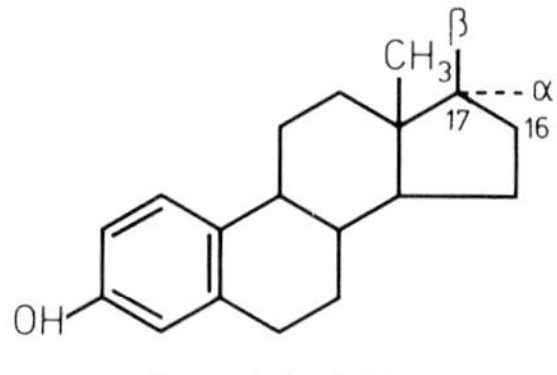

Grundskelett

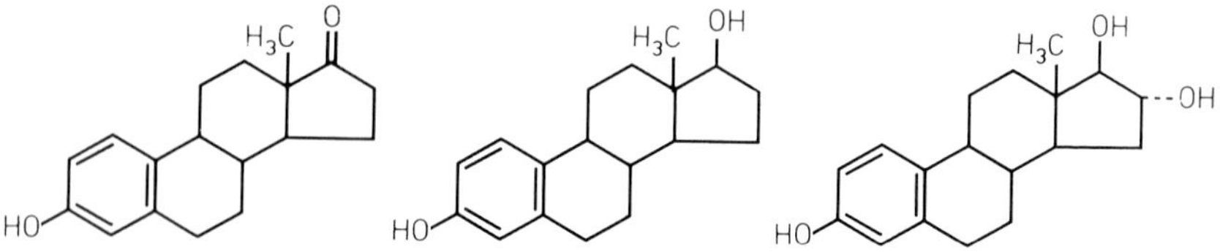

Östron   (17β-) Östradiol   Östriol (-3,16α, 17β)

Abb. 1. Natürliche Östrogene

Ring (Abb. 1), und leiten sich vom C_{18}-Steroid Östran ab. Östran hat 1/3 und Östriol nur 1/10 der hormonellen Wirksamkeit von Östradiol; diese Aussage besitzt indes keine Allgemeingültigkeit, weil die Bestimmung der Wirksamkeit, auf die später noch eingegangen wird, von verschiedenen Faktoren abhängt (Testmethode, Tierart, Verabreichungsform etc.).

Hauptbildungsstätten der Östrogene sind das Ovar und die Plazenta. In geringer Menge werden sie auch in der Nebennierenrinde (und in den Leydig-Zwischenzellen des Hodens) gebildet. Östron entstammt teilweise dem Ovar, hauptsächlich wird es aber aus Östradiol in der Leber, aus Androstendion und durch Aromatisierung aus Androgenen im peripheren (Fett-)Gewebe gebildet. Östriol ist das metabolische Endprodukt des Östradiols; in der Plazenta wird es aus Dehydroepiandrosteronsulfat gebildet.

Die *Produktionsraten* schwanken im Zyklus zwischen 50 und 950 µg/Tag, im Gesamtzyklus werden 4–8 mg gebildet. Östrogene sind höchst wirksame Stoffe; die *Plasmakonzentration* von Östradiol beträgt in der frühen Proliferationsphase 50 pg/ml, erreicht zur Zeit der Ovulation 300 pg/ml, und nach einem Abfall steigt sie in der lutealen Phase abermals auf 100–200 pg/ml an. In der Schwangerschaft werden Östron und Östradiol auf das Hundertfache, Östriol auf das Tausendfache erhöht. Östrogene werden in der Plazenta hauptsächlich aus Dehydroepiandrosteron von der fetalen Nebenniere oder von der Mutter gebildet. Im fertilen Alter ist der Östradiolspiegel höher als der von Östron, postmenopausal ist dies umgekehrt.

Im *Serum* werden die Östrogene zum großen Teil an Transporteiweiße gebunden; Östradiol bindet sich stark, Östriol jedoch kaum an das SHBG. Etwa 38 % des gesamten Plasmaöstradiols sind an SHBG und 60 % an Albumin gebunden; 2–3 % liegen als freies Östradiol vor. Östrogene stimulieren die Synthese von SHBG, kortikoidbindendem Globulin (CBG) und thyroxinbindendem Globulin (TBG) in der Leber.

Die *Biosynthese* der Östrogene erfolgt aus Azetat über Cholesterin, Pregnenolon, Progesteron, Androstendion und Testosteron. Die Synthese der C_{18}-Steroide aus dem Cholesterin (C_{27}-Steroid) findet in den Theka- bzw. Granulosazellen statt, wobei sich die sogenannte „Zweikammertheorie" durchgesetzt hat: Unter dem präferenziellen Einfluß des luteinisierenden Hormons wird in den Thekazellen aus Cholesterin das Pregnenolon (C_{21}-Steroid) sowie das Androstendion und das Testosteron (C_{19}-Steroide) gebildet. Die dabei beteiligten Enzyme sind die Hydroxylasen und die Dehydrogenasen. Androstendion und Testosteron diffundieren anschließend in die Granulosazellen, wo sie, FSH-gesteuert, mit Hilfe einer Aromatase zu Östron bzw. zu Östradiol aromatisiert werden.

Die *Steuerung der Sekretion* erfolgt durch FSH unter Mithilfe von LH; es besteht ein negatives Feedback zum Hypothalamus. Ein gewisser Einfluß von ACTH kann nicht ausgeschlossen werden.

Pharmakokinetik: Östrogene werden nach oraler oder lokaler Applikation rasch und weitestgehend resorbiert. Während Östriol aber kaum metabolisiert wird, erfolgt der Abbau von Östradiol und Östron in der Leber so rasch, daß diese Steroide nur in sehr hohen Dosen oral wirksam sind. Ihre therapeutische Anwendung ist deshalb auf Implantate, Injektionen und perkutane Präparate beschränkt. Östron und Östradiol werden hauptsächlich zu Östriol umgesetzt. In der Leber entstehen unwirksame Verbindungen, die durch Konjugation (Östron mit Schwefelsäure, Östradiol und Östriol mit Glukuronsäure) wasserlöslich gemacht und ausgeschieden werden. Bei der Östrogenausscheidung im Harn findet man eine Relation von Östradiol : Östron : Östriol wie $1:2:3$. Die Ausscheidungskurve hat zwei Gipfel, einen zur Zeit der Ovulation ($25-100\,\mu g/Tag$ im Harn) und einen zweiten ($10-80\,\mu g/Tag$) in der 4. Zykluswoche. Postmenopausal werden etwa $5-10\,\mu g/Tag$, am Ende der Schwangerschaft ca. $30\,mg/Tag$ Östrogene ausgeschieden. Die Halbwertszeit von Östriol beträgt 50 min. Ein Teil der Östrogene wird im enterohepatischen Kreislauf rückresorbiert. Der Abbau von Östradiol kann durch Enzyminduktion beschleunigt werden. Bei Leberschädigung kann Östradiol im Harn vermehrt sein.

Konjugierte Östrogene: Hierbei handelt es sich um eine Mischung von 9 strukturell verwandten Östrogensulfaten, die aus dem Harn trächtiger Stuten gewonnen werden. Östronsulfat und Equileninsulfat sind die wirksamsten Verbindungen. Equilin und Equilenin (Abb. 2) kommen nur bei Pferden vor; sie besitzen einen zusätzlichen ungesättigten B-Ring. Ein Vorteil der konjugierten Östrogene ist ihre Bindung an das Sulfat. Aufgrund der starken Affinität, die die Sulfate zum Albumin haben, werden mit den Sulfatresten auch die Östrogene an die Serumfraktion gebunden, die Halbwertszeit wird damit verlängert, und die am Albumin arretierten Östrogene werden langsam und kontinuierlich abgegeben, was ihre gute Verträglichkeit erklärt. Auch bei den konjugierten Formen ist das Östradiol, das aus Östron gebildet wird, das biologisch wirksame Östrogen.

Ein Nachteil der konjugierten Östrogene ist ihr starker endometriumsproliferierender Effekt (mehr als 80% der Frauen bluten regelmäßig unter einer Sequentialtherapie in der Postmenopause). Dafür ist vor allem das Equilin verantwortlich, welches darüber hinaus eine starke Leberinduktion bewirkt, so daß es zur vermehrten Bildung von Leberproteinen und zur Leberbelastung kommt. Letztere wird

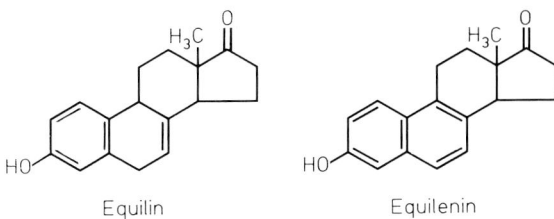

Equilin   Equilenin

Abb. 2. Konjugierte Östrogene

allerdings als klinisch unbedeutend angesehen. Vorteile der konjugierten Östrogene sind neben ihrer guten Verträglichkeit, daß sie wohl die kardiopathogene LDL-Fraktion vermindern und die knochenschützende Somatomedinproduktion anregen.

Das Pferd produziert z. T. riesige Mengen von Östrogenen. So scheiden trächtige Stuten täglich bis zu 100 mg aus. Der Hengst ist das Lebewesen, das am meisten Östrogen überhaupt produziert.

Artifizielle Östrogene

Steroide: Im Gegensatz zu Östron und Östradiol besitzen das *Äthinylöstradiol* (EE) und sein 3-Methyl-Äther (Mestranol) ausgezeichnete orale Wirksamkeit. EE wird wesentlich stärker und länger als die natürlichen Östrogene an die Östrogenrezeptoren von Uterus und Leber gebunden. Die Leber ist nicht in der Lage, die an C_{17} in α-Position befindliche Äthinylgruppe abzuspalten. Deswegen sind die wichtigen Positionen C_{16} und C_{17} für die Metabolisierung unzugänglich. Diese Verbindungen werden daher wesentlich langsamer inaktiviert und haben eine 2- bis 3mal längere Halbwertszeit als natürliche Östrogene. Im Blut werden sie an Albumin, nicht an SHBG gebunden. Ein ungestörter (*cave* Antibiotika!) enterohepatischer Kreislauf ist für die Bioverfügbarkeit von EE von Bedeutung. Das nicht rezeptorgängige Mestranol wirkt nur nach Demethylierung als Äthinylöstradiol (ein Vorgang, der angeblich nicht vollständig abläuft); die Östrogenrezeptoraffinität im Uterusgewebe beträgt bloß 1%. Daher sind beide Steroide im wesentlichen wirkungsgleich (Gonadotropin- und Ovulationshemmung, Proliferation von Vaginalepithel und Endometrium). Mestranol soll jedoch hinsichtlich der Transkortin-Bindungskapazität nur 64% der EE-Wirksamkeit besitzen. Ein manchmal behaupteter ungünstiger Einfluß von Mestranol auf den Kohlenhydratstoffwechsel (verminderte Glukoseassimilation, Erhöhung des Insulinspiegels, relative periphere Insulinresistenz) und auf die Leberfunktion ist noch nicht hinlänglich bewiesen. Eine etwas verzögerte Pharmakokinetik scheint für Mestranol indessen erwiesen zu sein.

Pharmakokinetik: Bei oraler Gabe wird der maximale Plasmaspiegel nach 1 – 2 h erreicht; er kehrt nach 24 – 36 h zum Ausgangswert zurück. Die Halbwertszeit beträgt in der Absorptionsphase 14 – 22 min, in der Verteilungsphase 1 – 3 h und in der Ausscheidungsphase 6 – 14 h. Nach 1 h sind 93 % des EE konjuigert. Das Hauptkonjugat ist das 3-Sulfat, das aufgrund seiner langen Halbwertszeit als Reservoir für das biologisch aktive EE angesehen werden kann. Nahezu ein Drittel des EE findet sich nach der Einnahme in freier Form im Fettgewebe, fast 9 % im Blutkreislauf und nur 1 % im Uterus. Die Ausscheidung von EE erfolgt über Harn und Stuhl. Innerhalb von 1 h kann man ca. 27 % in der Galle nachweisen, im Harn erscheinen in freier Form bis zu 18 % der verabfolgten Dosis (hauptsächlich Glukuronidkonjugate, weniger Sulfate). Im Laufe von 7 – 10 Tagen finden sich etwa 40 % des EE im Harn und 53 % im Stuhl; letzteres stammt größtenteils aus der Galle.

Das *Äthinylöstradiolpropansulfat* wird (in der früheren DDR) in einer „Wochenpille" verwendet.

Quinestradiol ist ein *Östriol*-3-Cyclopentyl*äther*, der nur in den USA verwendet wird.

Qinestrol ist ein orales Östrogen (17α-Äthinylöstradiol-3-Cyclopentylenoläther, Estrovis), das wegen langsamer Abgabe aus dem Fettgewebe eine lang anhaltende Wirkung besitzt und daher in der „Monatspille" enthalten ist.

Alle *Äthinylöstradiolester* und *-äther* müssen im Körper in Äthinylöstradiol umgewandelt werden, um voll wirksam zu sein.

Durch Veresterung der Hydroxylgruppe an C_{17} oder C_3 mit ungesättigten Fettsäuren verschiedener Kettenlänge erhält man die häufig verwendeten injizierbaren und zum Teil oral wirksamen *Östradiolester*, Depotpräparate mit unterschiedlicher Wirkungsdauer (Benzoat, Önanthat, Valerianat, Undezylat, Vinylpropionat, Cyclopenthylpropionat etc.).

Der *Bernsteinsäureester von Östriol*, das Östrioldihemisuccinat, eignet sich als orales Östrogen und ist als parenterales Hämostyptikum zur Bekämpfung von Blutungen im Bereich der terminalen Strombahn (Kapillarblutungen) wirksam.

Nichtsteroidale Verbindungen: Bei der Suche danach, wie weit man sich von steroidalen Strukturen entfernen könne, ohne die östrogene Wirksamkeit zu verlieren, fand Dodds die *Stilbene*, deren Grundskelett das Stilböstrol ist (Tabelle 4). Dies sind oral hochwirksame Verbindungen. Interessant ist, daß verschiedene Meßwerte der Moleküle in der Röntgenanalyse weitgehend mit denen von Östradiol übereinstimmen, obwohl es sich nicht um Steroide handelt. Stilbene werden im Körper langsam abgebaut; wie, ist größtenteils unbekannt. Nach großen Dosen Diäthylstilböstrol findet man eine Glukuronsäureverbindung im Harn. Stilbene werden als östrogene Präparate zur oralen, bukkalen, parenteralen und lokalen Applikation verwendet. Zu den nichtsteroidalen Östrogenen zählen auch das *Clomifen* und das *Cyclofenil*, die als Ovulationsauslöser therapeutisch eingesetzt werden.

Tabelle 4. Nichtsteroidale Östrogene

Grundskelett (Stilböstrol)

Beispiele	Name

Stilböstrol = Diäthylstilböstrol

Chlortrianisen = TACE

6.1.2 Wirkungen

Wirkungen auf Zellebene

Östrogene wirken – wie bereits in Kap. 2 beschrieben –, indem sie sich mit einem spezifischen Zytosolrezeptor und einem Kernrezeptorprotein verbinden und über Bildung einer mRNS zur Auslösung der spezifischen Hormonwirkung führen. Die meisten Östrogenrezeptoren finden sich im Uterus; ihre Konzentrationen in den verschiedenen Uterussegmenten ändern sich im Laufe des Zyklus; Östradiol stimuliert, Progesteron hemmt die Biosynthese des Rezeptors. Etwa 2/3 aller primären Mammatumoren enthalten Östradiolrezeptoren, von denen wiederum 2/3 auf eine endokrine Therapie ansprechen.

Da für die Stimulation der Zellteilung eine funktionelle Bindung innerhalb des Zellkerns von etwa 30 h nötig ist und Östriol sich nur 1– 4 h an den Kernrezeptor bindet, bewirkt es in der üblichen Dosierung und Applikationsfrequenz kaum eine Proliferation des Endometriums. Deshalb wird es (unrichtigerweise) als schwaches Östrogen bezeichnet. Für die Wirkung von Östradiol spielt offensichtlich auch eine Vermehrung von cAMP in verschiedenen Geweben eine Rolle.

Klinische Wirkungen

In der *Vagina* kommt es zur Epithelproliferation, zur Glykogeneinlagerung und zur Präkeratinbildung in den oberflächlichen Schichten; die aus dem Glykogen entstehende Milchsäure erzeugt ein günstiges Milieu für die Bakterienflora, namentlich für das Gedeihen der Döderlein-Bakterien.

Die *Zervix* wird aufgelockert, der Zervikalkanal öffnet sich auf 4– 5 mm, die Schleimproduktion ist vermehrt, der Schleim wird dünnflüssig und besser spinnbar (bis zu 20 cm); seine Viskosität nimmt ab, und das Farnkrautphänomen tritt auf (Bildung von NaCl-Kristallen im eingetrockneten Schleim). Die Spermienfreundlichkeit, d. h. die Penetrierbarkeit des Zervikalschleims für Spermien, wird durch Ausbildung eines mizellären Kanalsystems erhöht.

Am *Endometrium* kommt es zum Wachstum der Funktionalis; sie wird flüssigkeitsreich, Drüsen und Gefäße vermehren sich, Mitosen treten im Drüsenepithel und Stroma auf, die Synthese von RNS, alkalischer Phosphatase, Proteinen und Phospholipiden wird erhöht, der Glykogen- und Lipidmetabolismus wird stimuliert, das Endometrium wird für die Einnistung des befruchteten Eis vorbereitet. Wenn dieser Prozeß durch Progestine nicht aufgehalten wird, kommt es zur glandulär-zystischen Hyperplasie. Ein Abfall des Östrogenspiegels führt zur Kontraktion der Spiralarterien im basalen Endometrium, zur Ischämie und Abstoßung der Schleimhaut (Abbruchblutung, „withdrawal bleeding").

Im *Myometrium* kommt es zum Muskelwachstum und zur Durchblutungssteigerung. Östrogene vermehren im Myometrium und im Endometrium die Konzentration der Progesteronrezeptoren.

Die *Tuben* zeigen Wachstumssteigerung in der Pubertät und vermehrte Motilität im geschlechtsreifen Alter. Es kommt zur Ausbildung eines hohen Epithels und zur Engerstellung des isthmischen Abschnitts.

Im *Ovarium* kommt es zum Follikelwachstum und zur Östrogenproduktion.

Vulva: Die Veränderungen der großen und kleinen Labien zur Zeit der Pubertät und die Prägung der sekundären Geschlechtsbehaarung werden als Östrogeneffekte erklärt. Der *Beckengürtel* wird in der Schwangerschaft aufgelockert und für den Geburtsakt vorbereitet.

In der *Mamma* erfolgt eine Proliferation der Drüsengänge, und in der Pubertät eine Vermehrung des Fettgewebes und stärkere Stromaentwicklung. Die Wirkung auf die Mamma erfolgt zum Teil direkt, zum Teil über den Hypophysenvorderlappen (Prolaktinabgabe) und den Hypothalamus (Hemmung des „prolactin-inhibiting factors"). Die Bestimmung des Östradiolrezeptors in Mammatumoren wird für die Wahl einer hormonalen Therapie eingesetzt.

Im Bereich des *Hypothalamus* und der *Hypophyse* kommt es zur Hemmung von PIF, GnRH und der basalen (tonischen) Gonadotropinproduktion. Unter Östriol wird die Prolaktinsekretion nicht verändert und die Gonadotropinsekretion kaum vermindert. In hohen Dosen unterdrücken Östrogene die Follikelbildung und Ovulation und führen zur Atrophie der Ovarien. Es wurde aber auch eine positive Feedbackwirkung mit LH-Anstieg (Hohlweg-Effekt) beschrieben, die offenbar am „Sexualzentrum" oder „Ovulationszentrum" angreift, von wo die der basalen Gonadotropinsekretion superponierten zyklischen Gonadotropinschwankungen ausgehen. Dieser positive Feedbackeffekt spielt eine physiologische Rolle bei der Auslösung der weiblichen Pubertät und des präovulatorischen LH-Anstiegs. Künstlicher oder natürlicher Ausfall der Ovarien und damit der Östrogene führt zu einem Anstieg der Gonadotropine.

Den *Stoffwechsel* beeinflussen die Östrogene durch einen eiweiß-anabolen Effekt, der sich in Vermehrung der Transporteiweiße für Thyroxin (TBG) und Kortisol (CBG) sowie des SHBG äußert (gilt nicht für Östriol). Außerdem üben Östrogene antiatherogene Einflüsse auf die Lipoproteine aus, indem sie zur Steigerung der High-density-Lipoproteine (HDL) und Senkung der Low-density-Lipoproteine (LDL) führen. Dagegen erhöhen Östrogene die Triglyzeride, was besonders bei Patienten mit bestimmten Fettstoffwechselstörungen (z. B. Hyperlipoproteinämie Typ IV) ungünstig sein kann.

Einfluß auf den Wasser- und Mineralhaushalt: Der Wassergehalt der Geschlechtsorgane, aller Schleimhäute und der Haut wird erhöht. Durch hohe Dosen oder bei krankhafter Disposition (z. B. bei Herzkranken) kann eine Wasser- und Natriumretention entstehen.

Im *Skelett* bewirken Östrogene vermehrte Knochenmatrixbildung und Ossifikation der Epiphysen (möglicherweise über Hemmung der Somatomedinproduktion in der Leber). Östrogenmangel beim Kind führt zum Riesenwuchs, beim Erwachsenen zur Osteoporose. Daher ist die Östrogensubstitution bei beiden Erkrankungen erfolgreich.

Die *peripheren Gefäße* werden erweitert, die Kapillaren abgedichtet.

Die *Haut* zeigt unter Östrogeneinfluß einen Verjüngungseffekt. Pigmentablagerungen im Bereich von Genitalien, Mamma und Linea alba sowie das Chloasma gravidarum werden den Östrogenen zugeschrieben. Durch Hemmung der Gonadotropine und der Ovarialfunktion können Östrogene die Akne beeinflussen. Für die Ausbildung der normalen Achsel- und Schambehaarung sind aber (auch) Androgene notwendig.

Das *Blut*volumen nimmt zu; es kommt zur Vermehrung der Thrombozyten und vermehrter Bildung der Gerinnungsfaktoren II, V, VII, X sowie einer Abnahme von Antithrombin III, wodurch die Thrombosegefahr zunimmt.

Im *Urogenitalsystem* kommt es zur Proliferation atrophischer Epithelien, zur Verstärkung des Tonus von M. detrusor und Blasensphinkter, weshalb sich Östrogene auch zur Behandlung der postoperativen Atonie und der Streßinkontinenz eignen.

Im Bereich des *Nervensystems* dürften Östrogene zu einer milden Parasympathikusreizung führen. Die *Atmung* wird durch Östrogene stimuliert.

Psyche: Beim kastrierten weiblichen Nager rufen Östrogene einen Östrus hervor; sie hemmen die Aggressivität der Männchen und die sexuelle Erregung durch Androgene.

Bei der Frau führen Östrogene in physiologischen Konzentrationen zu Wohlbefinden und gesteigerter Aktivität. Viele Frauen beobachten dieses Phänomen besonders in der ersten Zyklushälfte. Beim Mann antagonisieren die Östrogene Libido und maskuline Aktivität. Der Sexualtrieb wird durch Östrogene nicht gesteigert; sie haben keine ausgesprochene Wirkung auf die Psychosexualität. Der beim weiblichen Tier so deutliche Östrogeneffekt des „mating behaviour" (das für die Brunst charakteristische Verhalten und die Paarungsbereitschaft) ist bei der Frau nicht eindeutig; offenbar hängt er von einem Komplex verschiedener Faktoren ab, deren Analyse sehr schwierig ist. Es ist aber doch anzunehmen, daß die Östrogene für die Konditionierung zu weiblichem Verhalten von entscheidender Bedeutung sind.

Hyperöstrogenismus soll in der Pubertät zu Leistungsverschlechterung und Überaktivität bis zur Aggression führen können. Östrogenmangel bedingt in der Jugend körperliche und psychosexuelle Infantilität, im Alter ist er für einen Teil der sogenannten psychischen postmenopausalen Veränderungen (siehe Tabelle 29) mitverantwortlich.

6.1.3 Östrogenpräparate

Natürliche Östrogene

Die orale Gabe oder Implantation von Ovarialgewebe und die Verwendung von Extrakten aus Ovarien, Plazenten oder dem Harn trächtiger Tiere und schwangerer Frauen, die zu Beginn dieses Jahrhunderts üblich waren, ist durch die Verwendung gereinigter natürlicher und artifizieller Östrogene ersetzt worden.

Östron wird nur in wenigen Ländern, und zwar als lokales oder oromukosales Präparat verwendet.

Östradiol: Seine Resorption hängt von der Partikelgröße ab. Die an sich schwache orale Wirksamkeit kann durch Mikronisierung erhöht werden; in mikronisierter Form wird es entweder allein oder in Kombination mit Östriol zur Behandlung hormoneller Ausfallerscheinungen verwendet. Es gibt Präparate zur Injektion, Implantation, als alkoholisches Gel und als Pflaster für die perkutane Applikation.

Östriol wurde 1957 von Puck et al. als therapeutisch wirksames Östrogen erkannt. Wie bereits ausgeführt, unterscheidet es sich pharmakokinetisch von den anderen Östrogenen, indem es sich nur 1 – 4 h an den Kernrezeptor bindet, während die rasche Wirkung auf die Glukoseoxidation, Glukoseverwertung zur Lipidsynthese und auf die Aktivierung der RNS-Polymerase und die Flüssigkeitsaufnahme durch Gewebe für Östriol und Östradiol gleich sind. Da für die Stimulation der Zellteilung eine funktionelle Bindung innerhalb des Zellkerns von etwa 30 h nötig ist, bewirkt es in der üblichen Dosierung nur eine geringe Proliferation des Endometriums und wird deshalb meist als schwaches Östrogen bezeichnet, obwohl es tatsächlich lediglich ein kurzwirkendes Östrogen ist. Außerdem soll es eine Art Östrogendesensibilisierung der Zellen erzeugen. Es steigert die nach der Östrogengabe herabgesetzte Konzentration freier zytoplasmatischer Rezeptoren nur geringfügig, so daß der für die Proliferation erforderliche anhaltende Östrogeneffekt unterbleibt. Östriol bindet sich nicht an SHBG und wird ohne metabolische Veränderung in konjugierter Form rascher ausgeschieden als Östradiol.

Darüber hinaus unterscheidet sich Östriol auch pharmakodynamisch von den anderen Östrogenen. Einerseits kann es unter bestimmten Bedingungen Langzeitwirkungen anderer Östrogene antagonisieren, andererseits besitzt es eine auffallende Affinität zu einem Rezeptorprotein in der Vagina der Frau, woraus seine spezifische Wirkung auf den distalen Genitaltrakt (Zervix, Vagina, Vulva) abgeleitet wird („impeded" Östrogen). Somit zeigt Östriol ein von Östron oder Östradiol abweichendes pharmakologisches Profil, und daraus lassen sich für den therapeutischen Einsatz folgende Vor- und Nachteile ableiten:

Nachteile:
- *Schwächere Wirkung* auf heftige klimakterische Beschwerden, psychische postmenopausale Veränderungen, Kalziumverlust.
- *Schwächere Hemmwirkung* auf Gonadotropine, Ovulation.
- Keine zyklusstabilisierende Wirkung.

Vorteile:

– *Anwendung:* oral, vulvovaginal, parenteral.
– *Gute Wirkung* auf Zervix, Vagina, Vulva, Harnblase, Urethra, Epidermis.
– *Schwache Wirkung* auf das Endometrium: keine Hyperproliferation, kontinuierliche Gabe möglich, keine Kokarzinogenität.
– *Geringe/keine unerwünschten Wirkungen* auf Leberenzyme, Blutgerinnung, Kohlenhydratstoffwechsel, Blutdruck, Körpergewicht, hormonbindende Globuline.
– Schwacher antigonadotroper Effekt.

Für die therapeutische Anwendung ist besonders bedeutsam, daß Östriol nicht nur parenteral und lokal, sondern auch oral wirksam ist und kaum einen Einfluß auf metabolische Vorgänge, die Leberproteine und das Gerinnungssystem (keine Belastung der Leber), die Plättchenaggregation, den Blutdruck und vor allen Dingen auf das Endometrium ausübt. Hohe Dosen erzeugen zwar eine mäßige Proliferation des Endometriums, aber in der empfohlenen Dosierung führt Östriol äußerst selten zu Blutungen unabhängig davon, ob es kontinuierlich oder zyklisch gegeben wird, was für die postmenopausale Frau von besonderem Vorteil sein kann.

Schließlich wurde für Östriol im Tierversuch nachgewiesen, daß es die Wirkung von Karzinogenen antagonisieren kann. Ein ähnlicher Effekt ist zwar für den Menschen noch nicht beschrieben, aber es ist interessant, daß von Östriol, im Gegensatz zu anderen natürlichen Östrogenen, noch keinerlei Literaturberichte vorliegen, die eine Kokarzinogenität annehmen lassen.

Die *konjugierten Östrogene*, die gerne als natürliche Östrogene apostrophiert werden, obwohl sie nur für das Pferd naturlich sind, werden aus dem Harn trächtiger Stuten extrahiert und enthalten als Wirkstoffe Sulfokonjugate von Östron, Equilin, Equilenin, Östradiol, Dihydroequilin und Dihydroequilenin. Es gibt Präparate zur oralen, parenteralen und lokalen Applikation. Ihre Wirksamkeit liegt zwischen der von Östradiol und Östriol. Ob sie, wie oft behauptet, tatsächlich keinen unerwünschten Einfluß auf die Gerinnungsvorgänge ausüben und zu leichter Blutdrucksteigerung führen können, ist noch nicht schlüssig bewiesen, wohl aber, daß sie – namentlich das Equilinsulfat – eine starke Induktion hepatischer Stoffwechselvorgänge bedingen. Konjugierte Östrogene sind deshalb bei Leber- und Gallenwegserkrankung nicht zu empfehlen.

Artifizielle östrogene Stoffe
Steroide: Äthinylöstradiol und *Mestranol* werden bei vielen gynäkologischen Indikationen, namentlich in kontrarezeptiven Präparaten verwendet. In höherer Dosierung üben sie ungünstige Einflüsse auf das Gerinnungssystem und den Fettstoffwechsel aus und verursachen eine Reihe weiterer unerwünschter Nebenwirkungen, besonders Magen-Darm-Beschwerden und Uterusblutungen.

Äthinylöstradiolpropansulfonat ist ein orales Östrogen. Es wird im Gebiet der ehemaligen DDR zusammen mit einem Progestagen zu kontrazeptiven Zwecken verwendet.

Polyöstradiolphosphat steht als parenterales Depotpräparat zur Verfügung.

Östradiolester (Benzoat, Phenylpropionat, Dipropionat, Valerianat, Zypianat, Önanthat, Undezylat, Dekanoat) werden häufig als orale und parenterale Präparate eingesetzt, entweder mit einem Wirkstoff oder als Kombination verschiedener Ester (oder zusammen mit einem Androgen). Wirkungseintritt und -dauer hängen von der Länge der Fettsäure ab.

Östriolester (z. B. Dihemisuccinat) und *-äther* (z. B. Quinestradiol) werden als orale und parenterale Präparate verwendet. Ihre Vorteile gleichen denen von Östriol. Das Dihemisuccinat eignet sich nicht nur zur Behandlung klimakterischer Veränderungen, sondern auch zur Therapie kapillärer Blutungen.

Nichtsteroidale Verbindungen (Stilbene): Sie stehen zur oralen Applikation, zur Injektion und zur Implantation (z. B. Diäthylstilböstrol, Hexöstrol, Benzöstrol) zur Verfügung. Methallenöstril wird in Kombination mit der zyklischen Gabe eines Progestagens in den USA zur Prophylaxe und Therapie der postmenopausalen Osteoporose eingesetzt.

Seit 1971 besteht der – nicht über jeden Zweifel erhabene – Verdacht, daß Stilbene, welche zur Verbesserung der Implantation und zur Behandlung des drohenden Aborts verwendet worden sind, bei den aus diesen Schwangerschaften hervorgegangenen Mädchen im Teenageralter Adenosis und Adenokarzinome der Vagina und Zervix (DES-

Syndrom) hervorrufen können. Später fand man auch noch Hinweise dafür, daß bei Mädchen, die pränatal Stilbenen ausgesetzt waren, vermehrt Anomalien von Vagina, Zervix und Uterus, Spontanaborte, Frühgeburten, ektopische Graviditäten, Hirsutismus und Regelstörungen, und bei männlichen Nachkommen Gonadenanomalien (Epididymiszysten, Testishypotrophie, Penishypoplasien) auftreten würden. Deshalb wurde die Anwendung von Stilbenen in der Frauenheilkunde zumindest in Europa außerordentlich stark eingeschränkt. Sollte bei der nicht zu empfehlenden Verwendung eines Stilbens als „Morning-after-Pille" eine Schwangerschaft eintreten, müßte wegen der Gefahr einer kokarzinogenen Wirkung eine Interruptio durchgeführt werden.

In diesem Zusammenhang sei betont, daß bei der Einnahme steroidaler Östrogene während der Schwangerschaft, wie sie versehentlich oder auch absichtlich erfolgen kann, kein signifikanter Anstieg von Mißbildungen beobachtet wird.

6.1.4 Pharmakologische Unterschiede

Im allgemeinen wird angenommen, daß die meisten Effekte aller Östrogene ähnlich oder gleich sind. Es muß jedoch betont werden, daß in vielen Fällen aussagekräftige Vergleichsuntersuchungen fehlen; oft stützt man sich bei dieser Behauptung nur auf klinische Eindrücke. Einzelne relevante Punkte sind in Tabelle 5 zusammengefaßt. Daraus ist ersichtlich, daß *Stilbene* stark wirkende Östrogene mit allen typischen Eigenschaften der Östrogene sind. Sie zeigen jedoch keine psychotrope Wirkung im Postklimakterium und sind durch ihre mögliche Kokarzinogenität und die Schwere anderer Nebenwirkungen so stark belastet, daß sie zur Behandlung von Frauen kaum mehr in Frage kommen. *Äthinylöstradiol* und seine Derivate sind gleichfalls hochwirksame Östrogene, von denen jedoch auch Kokarzinogenität und relativ starke unerwünschte Wirkungen namentlich bei postmenopausalen Frauen (längere Behandlungsdauer) erwartet werden müssen. *Konjugierte Östrogene* sind etwa genauso wirksam wie die *Östradiolester*. Der unerwünschte Einfluß konjugierter Östrogene auf die Blutgerinnung ist noch in der Diskussion. *Östriol* und seine Derivate wirken, oral oder lokal gegeben, ausgezeichnet auf den distalen Genitaltrakt, kaum auf Endometrium, Blutgerinnung und Stoffwechselparameter. Sie sind besonders nebenwirkungsarm und haben

Tabelle 5. Östrogene: Pharmakologische Wirkungen (*Dist Gen T* distaler Genitaltrakt, *Endometr* Endometrium, *EW* Eiweißstoffwechsel, *Kn* Knochen, *Klim* Klimakterium, *Neben-Wg* Nebenwirkungen, *Kokarz* Kokarzinogen, *Ut Bltg* Uterusblutungen)

	Dist Gen T	Endo-metr	Blut-gerinnung	EW	Kn	Klim	Neben-Wg		
							Ko-karz	Ut-Bltg	Andere
Stilbene	++	++	+	+	+	++ [a]	+	++	++
EE (Ester/Äther)	++	+++	+	+	+	+++	+	++	++
Ö$_2$-Ester	+	+	+	+	+	+++	(+)	++	(+)
Konjugierte Östrogene	+	+	+	+	+	++	+	+	(+)
Ö$_3$ (Ester/Äther)	++	((+))	−	−	−	++	−	−	−

[a] Keine psychotrope Wirkung.

sich gut für die Behandlung nicht zu schwerer klimakterischer Beschwerden, nicht jedoch zur Prophylaxe der Osteoporose bewährt. Östriol und sein Bernsteinsäureester werden auch erfolgreich zur Bekämpfung kapillarer Blutungen eingesetzt (hämorrhagische Diathesen bei primärer und sekundärer Thrombozytopenie, „oozing" in der Chirurgie).

Ungünstige Einflüsse auf die Gerinnbarkeit des Blutes sind von den für die Frau natürlichen Östrogenen (Östron, Östradiol, Östriol) nicht zu erwarten, dagegen von artifiziellen Östrogenen namentlich von EE und Stilbenen.

Klinisch relevante Unterschiede der Östrogene hinsichtlich ihrer Wirkung auf das Endometrium und bezüglich ihres Wirkungsprofils sind den Tabellen 6 und 7 zu entnehmen.

6.1.5 Indikationen

Außer bei den bereits erwähnten Indikationen, in bestimmten Fällen von klimakterischen Beschwerden und postklimakterischen Zuständen, zur Implantationshemmung und zur Ovulationsauslösung werden Östrogene allein nur noch zur Behandlung des Hochwuchses von Mädchen verwendet. Bei allen anderen Indikationen gibt man sie zusammen mit Progestagenen, weil viele physiologische und

Tabelle 6. Wirkungsrelationen der Östrogene (Endometrium). (Nach Lauritzen 1973)

Wirkstoff	Schwellendosis [mg]	volle Proliferation [mg]
Äthinylöstradiol	0,2	2
Mestranol	0,3	3
Quinestrol	0,3	2– 4
Diäthylstilböstrol	2,5	20– 30
Dienöstroldiazetat	3– 5	40– 60
Östradiol Valerianat	6–10	60
Konjugierte Östrogene	6–12	60
Östriol	20 [a]	120–150 [b]

[a] Sehr unterschiedlich, häufig höher.
[b] Unregelmäßig atypische Proliferation.

Tabelle 7. Wirkungsprofile oraler Östrogene als Grundlage einer differenzierten Therapie. (Nach Lauritzen 1973)

Wirkstoff	Wirkungsprofil	Nachteile
Äthinylöstradiol	Starke zentrale und periphere Wirkung	Nebenwirkungen; geringe therapeutische Breite
Östradiol Valerianat	Schwächere zentrale und periphere Wirkung, positiv psychotrop, schwach endometriotrop, gut verträglich	
Konjugierte Östrogene	Schwächere zentrale und periphere Wirkung, positiv psychotrop, schwach endometriotrop, gut verträglich	
Östriol	Schwache zentrale und periphere Wirkung, geringe Stoffwechselwirkung, sehr schwach endometriotrop, gut verträglich	
Stilbene	Starke zentrale und periphere Wirkung	Nebenwirkungen; keine psychotrope Wirkung, atypische Proliferation

medizinisch genutzte Östrogeneffekte nur im Zusammenwirken mit einem Progestin zustande kommen oder ein „Unopposed-estrogen-Effekt" vermieden werden soll. Daher erfolgt die Aufzählung dieser Indikationen bei den Progestinen (s. 6.2).

6.1.6 Nebenwirkungen

Übelkeit bis Erbrechen ist die häufigste Nebenwirkung der Östrogene. Sie verschwindet im allgemeinen nach mehrwöchiger Behandlung; vielleicht ist auch das morgendliche Erbrechen der Frühschwangeren auf einen Östrogeneffekt zurückzuführen. Brustspannung zählt gleichfalls zu den häufigen Nebenwirkungen der Östrogene. Stärker endo-

Tabelle 8. Einfluß von Östrogenen auf die Gerinnungsparameter. (Nach Lauritzen 1988)

	Faktor	Veränderung
Blutungszeit		−
Gerinnungszeit		−
Fibrinogen	I	↑
Prothrombin	II	↑
Akzelerin	V	↑
Prokonvertin	VII	↑
Antihämophiles Globulin A	VIII	↑
Christmas Faktor	IX	↑
	Xa	↑
Antithrombin	III	↓

metriotrop wirkende Östrogene führen zur Endometriumhyperplasie und bei längerer Behandlung zu Durchbruchblutungen. Eine Ovulationshemmung kann auftreten. In der Frühschwangerschaft führen Östrogene zu Deziduanekrosen und zur Störung der Nidation; sie verhindern eine Schwangerschaft, wenn sie postkoital über 4–5 Tage in hoher Dosis gegeben werden („morning-after pill"). Infolge von Natriumretention kann es zur Ödembildung kommen. Die Frequenz der Gallenblasenerkrankungen soll unter Östrogenen auf das 2- bis 3fache zunehmen. Eine der schwerwiegenden Nebenwirkungen der Östrogene ist die vermehrte Thromboemboliegefahr, die sich aus ihrem Einfluß auf die Gerinnungsparameter ergibt (Tabelle 8).

Wirkung auf das Tumorwachstum: Östrogenabhängige Tumoren werden durch Östrogene im Wachstum angeregt. Eine Karzinogenität der Östrogene ist nur bei Tieren mit besonderer Empfindlichkeit für karzinogene Reize und hoher Tumormorbidität gefunden worden. Bei den meisten Tieren gelingt es nicht, mit Östrogenen Karzinome zu erzeugen.

Beim Menschen wurde noch kein allgemein anerkannter Nachweis für die karzinogene Wirkung der Östrogene erbracht. Im Gegenteil, Östrogene werden z. B. zur Behandlung des Prostatakarzinoms eingesetzt. Wenn Östrogene aber längere Zeit („unopposed" von Progestinen) auf das Endometrium einwirken, kann es über eine Endometriumhyperplasie zu vermehrtem Auftreten von Endometriumkarzinomen kommen (kokarzinogene Wirkung?).

Tabelle 9. Veränderungen biochemischer Werte durch exogene Östrogengaben. (Nach Lauritzen 1988)

Proteinsynthese

Plasmaproteine		Enzyme	
Gesamteiweiß; Albumin	↓	Transaminasen	↑
Albumin/Globulin-Quotient	↑	Leukaminopeptidase	↑
Lipoproteine, Apoprotein A	↑	Tryptophanoxydase	↑
α-, β-, γ-Globuline	↑	S-Aminolävulinsäuresynthetase	↑
Caeruloplasmin	↑	Phosphatase, alkalische	↑
Transferrin	↑	α-Glutamylpeptidase	↑
IgM, IgA, IgG	↑	β-Glukuronidase	↑
Steroidbindendes Globulin (SHBG)	↑	Koproporphyrin I	↑
Kortikosteroidbindendes Globulin (Transkortin)	↑	Isocitratdehydrogenase	↑
		Cholinesterase	↑
Thyroxinbindendes Globulin (TBG)	↑	Laktatdehydrogenase	↓
Angiotensinogen	↑		
Antithrombin III	↓		

Lipidstoffwechsel		Andere	
Gesamtcholesterin	↑	Serumeisen	↑
HDL	↑	Serumkupfer	↑
LDL	↓	Serumgeb. Jod	↑
VLDL	↑	und Gesamtjod	↑
Triglyzeride	↑	Gesamt-T_3 und T_4	↑
		Freies T_3 und T_4	↓
		Bromsulfalein-Retention	↑
		Blutzucker	0-↑
		Glukosetoleranz	↓
		Insulinspiegel	↑

Vor allem orale Östrogene beeinflussen aufgrund der direkten Magen-Leber-Passage zahlreiche Laborparameter (Tabelle 9). Ihre klinische Relevanz ist in den meisten Fällen fraglich, in manchen, wie etwa dem Einfluß auf Gerinnungsfaktoren, jedoch wahrscheinlich. Aus den Veränderungen der Gerinnungsparameter läßt sich allerdings mit keinerlei Sicherheit eine Hyperkoagulabilität oder unmittelbare Thrombosegefahr ableiten.

6.1.7 Kontraindikationen

Für 17α-alkylierte Steroide (Äthinylöstradiol)

Als *absolute Kontraindikationen* oder Grund, diese abzusetzen, gelten nach Lauritzen (1988):

- Ikterus, Gallenkoliken, Pankreatitis,
- akute Porphyrie,
- tiefe Venenthrombose, Embolie,
- rasche Hörverschlechterung (Otosklerose),
- unklare Erkrankungen und Tumoren.

Als *relative Kontraindikationen* oder Empfehlung diese abzusetzen, gelten:

- schwere Migräne, Sehstörungen, Schwindel,
- epileptische Anfälle,
- bevorstehende größere Operationen,
- Unfälle, Immobilisation,
- starke Ödeme, Gewichtsanstieg,
- Blutdruckanstieg,
- allergische Hautreaktionen,
- rasches Myom- oder Endometriosewachstum,
- Brustknoten,
- Endometriumhyperplasie,
- hochdosierte Kortikosteroidmedikation.

Für natürliche Östrogene und deren 17β-Ester

gelten als Kontraindikationen:

- schwere Leberschädigung,
- bestehendes thrombo-embolisches Krankheitsbild,
- Mamma-, Korpuskarzinom (Ausnahmen möglich),
- potentiell östrogenabhängig wachsende Tumoren des Genital-traktes,
- Endometriose.

6.1.8 Nachweismethoden

Die *biologischen* Nachweismethoden (Vaginalveränderungen, Uteruswachstum) und die *mikrochemischen* und *physikalischen* Methoden (kolorimetrische, fraktionierte, fluorimetrische und radioimmunologische Östrogenbestimmungen) sollen hier nicht näher besprochen werden.

An *klinischen* Nachweismethoden seien aufgeführt:

Kolpozytologie

Zellen des Scheidenabstriches können sich in Form und Färbbarkeit unterscheiden. Vaginalabstriche von Frauen ohne Geschlechtshormone zeigen Leukozyten und basophile, kernhaltige blaue Parabasalzellen. Unter dem Einfluß von Östrogenen kommt es zum Epithelwachstum, zum Abstoßen verhornter Oberflächenzellen mit pyknotischen Kernen und zur sauren Anfärbung der Zellen. Daraus wurden mehrere Tests entwickelt:

Kariopyknoseindex: Dabei wird das Verhältnis der reifen Oberflächenzellen mit pyknotischem zu denjenigen mit normalem Kern festgestellt.

Eosinophilenindex. Dieser Index gibt das Verhältnis zwischen eosinophilen und azurophilen Zellen wieder, ohne daß den Kernen eine Bedeutung beigemessen wird.

Maturations- oder Reifeindex: Hierfür bestimmt man das Verhältnis von Parabasalzellen zu Intermediärzellen und zu pyknotischen Oberflächenzellen.

Je stärker der Östrogeneffekt, desto größer ist der Kariopyknose- und Eosinophilenindex, und desto stärker ist der Reifeindex nach rechts verschoben.

Zervixparameter

Öffnen des Muttermundes, Farnkrautphänomen (Auskristallisierung von Kochsalz im getrockneten, ungefärbten Schleim), Spinnbarkeit (Fähigkeit des Schleims, zwischen zwei Glasplättchen zu einem Faden ausgezogen zu werden; über 4 cm spricht für einen Östrogeneffekt), Durchdringbarkeit des Zervikalschleims für Samenfäden (unter Östrogenen gesteigert).

Endometrium

Endometriumbiopsie: Sie zeigt Proliferation.

Erzeugung einer Abbruchblutung: Bei amenorrhoischen Frauen wird durch Östrogenbehandlung und Absetzen derselben eine Entzugsblutung hervorgerufen.

Die Feststellung von Schwellendosen ist oft recht schwierig. Die *Basaltemperatur* bleibt von Östrogenen unbeeinflußt.

6.1.9 Antiöstrogene

Progestative und *androgene Stoffe* üben eine gewisse östrogenantago-
nistische Wirkung aus, z. B. die Androgene auf Blutlipide und
Talgdrüsen; Progestine vermindern die Konzentration der Östradiolrezeptoren. Dennoch kann man sie nicht als Antiöstrogene
bezeichnen, denn in manchen Fällen wirken sie synergistisch; so ist
z. B. die Östrogenwirkung für einen vollen Progestineffekt unerläßlich,
und beide, Androgene und Östrogene, haben z. B. eine eiweißanabole
Wirkung.

Eine relativ große Anzahl von Stoffen beeinträchtigt die Östrogenwirkung, wenn sie lokal auf das Gewebe appliziert werden, an dem sich
normalerweise der Östrogeneffekt entfaltet. So verhindert z. B. Dime-
thylstilböstrol die Östradiolwirkung auf das Vaginalepithel, wenn es
intravaginal gegeben wird; interessanterweise ist dieser antiöstrogene
Effekt gegenüber Diäthylstilböstrol viel weniger ausgeprägt. Auch
Östriol antagonisiert manche Östradiolwirkungen („impeded estrogen").

Trianisylchloräthan (TACE) (siehe Tabelle 4) ist ein schwaches
Östrogen, das keine Wirkung auf die Hypophyse ausübt und bei der
Ratte Östradiolwirkungen verhindert. Ein chemischer Verwandter,
das Ethamoxytrifetol (MER-25), erwies sich als sehr starkes Anti-
östrogen.

Triphenyläthylenderivate (z. B. Tamoxifen) zeigen eine Bindung an
den Kernrezeptor von über 24–48 h. Als Einzeldosen wirken sie
agonistisch, bei wiederholter Gabe werden sie zu Östrogenantagoni-
sten durch Downregulation der Zytosolrezeptoren für Östrogene und
Hemmung der mRNS-Transkription wegen der lang anhaltenden
Kernrezeptorbindung. Diese nichtsteroidalen Antiöstrogene werden
zur Behandlung des metastasierenden Mammakarzinoms besonders
in der Postmenopause mit relativ gutem Erfolg angewendet (Remis-
sionsrate um 30 %).

Ausgedehnte Erfahrungen liegen mit der gleichfalls von TACE
abgeleiteten Verbindung *Clomifen* vor. Dieser Stoff hat schwache
östrogene und mäßige antiöstrogene Wirkungen und erwies sich bei
weiblichen und männlichen Tieren als starkes Kontrazeptivum. In der
Humanmedizin wird er jedoch mit ausgezeichnetem Erfolg zur
Ovulationsauslösung bei normo- oder hypogonadotroper Ovarialinsuffizienz benutzt, vor allem bei Frauen mit noch vorhandener eigener

Östrogenproduktion. Clomifen hebt im Zwischenhirn-HVL-System die Bremswirkung der natürlichen Östrogene auf und führt zur vermehrten Ausschüttung von Gonadotropinen (vor allem zu einer LH-Spitze), der in einem hohen Prozentsatz eine Ovulation und, bei entsprechendem Verhalten der Partner, in vielen Fällen eine Schwangerschaft folgt.

Andere bewährte, oral wirksame Arzneimittel zur Ovulationsauslösung, die aber hier nicht näher besprochen werden sollen, sind Cyclofenyl (F 6066), Epimestrol (3-Methoxy-17-epiöstriol) und Trengeston (6-Chlor-Δ1,6-bis-dehydroretroprogesteron).

6.2 Progestine

Progestine sind Stoffe, die speziell der Schwangerschaft und ihrer Vorbereitung dienen, also der Erleichterung der Befruchtung (zusammen mit den Östrogenen beeinflussen sie das Paarungsverhalten und helfen, die Ovulation auszulösen), der Förderung der Einbettung und weiterer Entwicklung des Eis im Uterus sowie der Schwangerschaftserhaltung. Diese Definition trifft zur Gänze für die *Gestagene* zu, während die *Progestagene* häufig nur einige der physiologischen Wirkungen des Progesterons und diese meist in modifizierter Form besitzen; ihr pharmakologisches Wirkungsspektrum kann jedoch größer sein, da sie noch andere hormonale Wirkungen zeigen.

Geschichte

Die Corpora lutea wurden bereits 1672 von de Graaf beschrieben. Über die Umwandlung des Follikels in das Corpus luteum berichtete Haller 1778, über die innere Sekretion des Gelbkörpers und seine Bedeutung für die Einnistung des befruchteten Eis und für die Erhaltung der Schwangerschaft 1903 Fraenkel. Corner und Allen erzeugten 1929 diese Effekte mit einem Corpus-luteum-Extrakt; für den Wirkstoff schlugen sie den Namen Progestin vor. Die Endometriumwirkung des Corpus luteum wurde von Bouin und Ancel gefunden. Die Isolierung des kristallinischen Progesterons gelang 1934 mehreren Forschergruppen fast gleichzeitig (Butenandt, Slotta, Allen, Wintersteiner, Hardtmann, Wettstein). Die Strukturformel wurde von Butenandt, Schmidt und Fernholz beschrieben. 1938 fanden Inhoffen und Hohlweg das erste Progestagen (Ethisteron = Äthinyltestosteron).

6.2.1 Progestative Stoffe (Progestine)

Es gibt natürliche und artifizielle Progestine (Tabelle 10).

Tabelle 10. Progestine

Natürliche (Gestagene)	Artifizielle (Progestagene)
Progesteron	(Testosteronderivate)
	Nortestosteronderivate
	Progesteronderivate

Natürliche progestative Stoffe (Gestagene)

Das mit Abstand wichtigste Gestagen ist das Progesteron (Abb. 3). Die übrigen, 17α-Hydroxyprogesteron (ein Zwischenprodukt der Biosynthese von Östradiol), 20α- bzw. 20β-Hydroxypregnenon (Progesterol), sind biologisch viel schwächer wirksam. Es handelt sich um Pregnane, also C_{21}-Steroide.

Hauptbildungsstätten sind das Corpus luteum (Granulosazellen und vielleicht die Theka interna), die Plazenta (Synzytium), weniger bedeutsam sind Nebennierenrinde, Ovar (vor der Gelbkörperbildung) und Hoden, wo Progesteron ein wichtiges Zwischenprodukt der Steroidsynthese ist.

Die *Produktionsraten* von Progesteron betragen während der Follikelphase 2–3 mg/Tag (aus adrenalem Pregnolon und den Granulosazellen der Follikel), in der lutealen Phase 20–30 mg/Tag, im ganzen Zyklus 200–300 mg und am Ende der Schwangerschaft 200–750 mg/Tag. Das schwangerschaftserhaltende Progesteron stammt

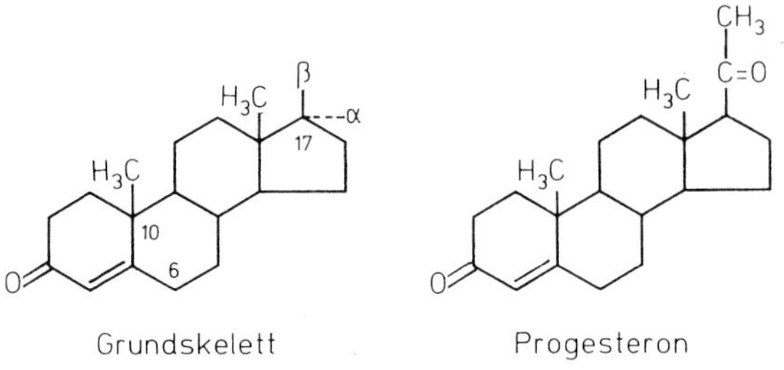

Grundskelett   Progesteron

Abb. 3. Progestine

nur in den beiden ersten Monaten der Gravidität aus dem Corpus luteum, danach aus der Plazenta. Zyklusunabhängig werden täglich von der Nebennierenrinde 5–8 mg Progesteron hergestellt. Die *Plasmakonzentration* beträgt in der Follikelphase 0,1, zur Zeit der Ovulation 0,4–0,5, postovulatorisch 1–2 µg/100 ml. In der Gravidität steigt die Plasmakonzentration auf 2–25 µg/100 ml an. Postmenopausal sinkt sie auf 0,03 µg/100 ml ab.

Im *Serum* wird Progesteron zu etwa 75% an ein α-Globulin, das Transkortin (CBG) und zu 15% schwach an Albumine gebunden; etwa 10% liegt als freies (biologisch wirksames) Hormon vor. Bei der radioimmunologischen Progesteronbestimmung wird stets das gesamte Progesteron gemessen. In der Schwangerschaft, unter Östrogenbehandlung und bei Hyperthyreose steigen CBG, SHBG und Gesamtprogesteron an, nicht aber das freie, biologisch wirksame Progesteron. Progesteron wird z. T. im Fettgewebe gespeichert, nicht jedoch im Uterus. Die Halbwertszeit beträgt bei der Nichtschwangeren 25–29 min, soll aber bei der Schwangeren auf 5 min verkürzt sein.

Die *Steuerung der Sekretion* erfolgt durch LH, vielleicht auch z. T. durch Prolaktin. Es besteht ein negativer Feedbackmechanismus zum Hypothalamus und zum Hypophysenvorderlappen. Die Regulation der plazentaren Synthese ist noch unklar.

Stoffwechsel: Progesteron wird in der Leber rasch, hauptsächlich zu Pregnandiolen abgebaut. 5–20% einer Progesteroninjektion werden als 5β-Pregnan, 3α-, 20α-diol, 50–60% als Progesteron im Harn wiedergefunden. Die Ausscheidung der Abbauprodukte erfolgt in Form von Glukuroniden oder Sulfaten. Die Pregnandiolausscheidung ist ein Maß für die Progesteronproduktion; sie beträgt in der ersten Zyklushälfte etwa 1 mg/Tag, in der zweiten 2–8 mg/Tag, in den letzten 3 Schwangerschaftsmonaten 50–70 mg/Tag. Wegen des schnellen Abbaus hat Progesteron kaum eine Bedeutung als orales bzw. parenterales Therapeutikum, es erfreut sich aber zunehmender Beliebtheit zur perkutanen und auch vaginalen Applikation.

Artifizielle Progestine (Progestagene)
In den letzten Jahrzehnten wurden oral hochwirksame Progestagene mit z. T. selektiven Wirkungen entwickelt (Tabelle 11).

Testosteronderivate wie Ethisteron und Dimethisteron haben keine therapeutische Bedeutung mehr.

Tabelle 11. Progestagene

Derivate von Nortestosteron	Derivate von Progesteron
Norethisteron-Gruppe	Progesteron-Derivate
(13-Methyl-Gonane, Estrane)	Quingestron
Norethisteron (Norethindron)	Dydrogesteron
– azetat	17α-OH(-nor-)Progesteron-Derivate
– enanthat	Megestrolazetat
Ethinodioldiazetat	Medroxyprogesteronazetat
Lynestrenol	Chlormadinonazetat
Allylestrenol	Cyproteronazetat
Norethynodrel	
Norgestrel-Gruppe	
(13-Äthyl-Gonane)	
Levonorgestrel	
Gestoden	
Norgestimat	
Desogestrel	

Die *Nortestosteronderivate* kann man in zwei Gruppen einteilen:

a) *Norethisteron-Gruppe:* Sie werden auch als Estrane bezeichnet, weil es sich um C_{18}-Steroide handelt. Es sind 13-Methyl-Gonane. Ihre wichtigsten Vertreter sind Norethisteron (auch Norethindron genannt), Norethisteronazetat, Norethisteronenanthat, Ethinodioldiazetat, Lynestrenol und Norethinodrel. Ihnen allen ist gemeinsam, daß sie im Körper zu Norethisteron, ihrer biologischen Wirkform, umgewandelt werden. Somit sind sie Substanzen mit Prohormonwirkung („pro-drugs").

b) *Norgestrel-Gruppe:* Damit meint man 13-Äthyl-Gonane; also C_{19}-Steroide. Die speziell und ausschließlich für diese Gruppe verwendete Bezeichnung Gonane ist deshalb unrichtig, weil ja auch die Norethisterone Gonane sind. Zu ihnen zählt man das ältere Levonorgestrel und die neuen Progestagene Gestoden, Norgestimat und das Desogestrel (Abb. 4).

Progesteronderivate sind Pregnane, also C_{21}-Steroide. Auch sie lassen sich in zwei Gruppen unterteilen:

a) *Progesteronderivate:* Quingestron und Dydrogesteron.

b) *17α-Hydroxy-(nor)Progesteronderivate:* Die wichtigsten dieser teilweise wohl zu Unrecht in Mißkredit geratenen Progestagene sind Megestrolazetat, Medroxyprogesteronazetat, Chlormadinonazetat und das stark antiandrogen wirkende Cyproteronazetat.

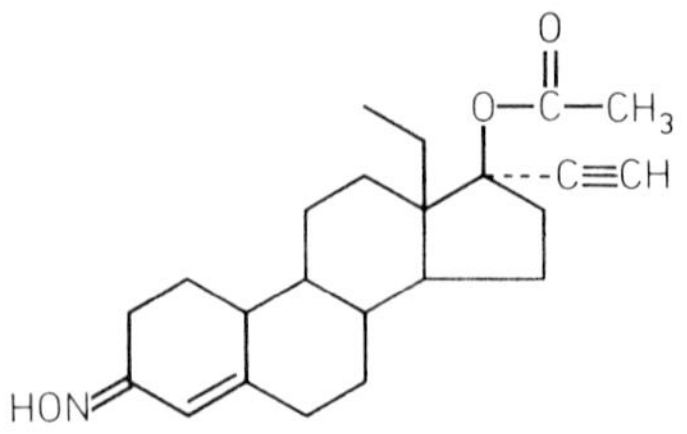

Norgestimat

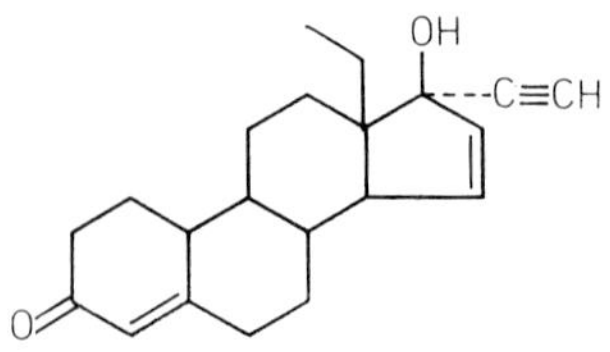

Gestoden

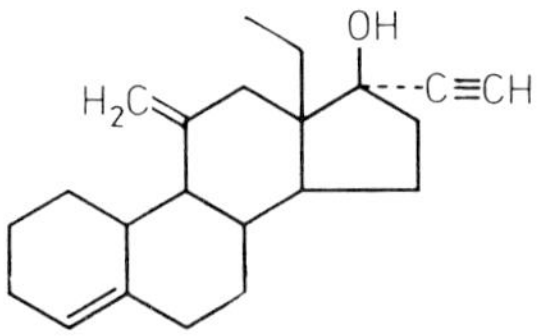

Desogestrel

Abb. 4. Progestagene der letzten Generation

Zur *Herstellung* von Progestinen verwandte man früher tierisches Cholesterin, heute verwendet man als Ausgangsmaterial Steroide aus Sojabohnen (Stigmasterol) oder aus tropischen Dioskorazeen (Diosgenin), bzw. man stellt sie (z. B. Levonorgestrel) vollsynthetisch aus viel kleineren Bausteinen her. Das Dydrogesteron erhält man durch Bestrahlung eines Progesteronderivats mit UV-Licht.

Pharmakokinetik: Progestagene werden nach oraler Gabe rasch resorbiert. Nach primärer Leberpassage sind sie in kurzer Zeit im Kreislauf. Sowohl bei den Progestagenen als auch bei den Östrogenen werden große interindividuelle Unterschiede der Plasmaspiegel gefunden (bei gleicher Dosis bis zu 10fach höher; dies kann für Nebenwirkungen von Bedeutung sein). Die maximale Konzentration im Plasma ist nach 1–3 h erreicht. Ihr folgt erst ein schneller, später ein allmählicher Abfall. Die Halbwertszeit beträgt anfänglich 1–2 h, sie bedingt den steilen Plasmaspiegelabfall durch Verteilung des Steroids. Die Verteilung erfolgt im Zielorgan, im Fett- und Muskelgewebe. Nach Erreichen eines Gleichgewichts wird die Verteilungsphase von der Eliminationsphase abgelöst, und die Konzentration nimmt langsamer ab. Die terminale Halbwertszeit beträgt 10–48 h (abhängig von

Metabolismus, Ausscheidung, Speicherung, Bindungen, Serumproteinen). Der Stoffwechsel der Progestagene findet vor allem in der Leber statt. Die Bioverfügbarkeit ist reduziert, wenn ein verstärkter Stoffwechsel in der Darmschleimhaut oder durch die primäre Leberpassage (Norethisteron) stattfindet. Manche Progestagene (Gestoden, Chlormadinonazetat) sind ziemlich resistent gegen Enzyme und zu 100% bioverfügbar. Bei anderen Substanzen ist eine rasche Metabolisierung im Gastrointestinaltrakt oder in der Leber notwendig, weil sie erst dann wirksam werden (Lynestrenol, Desogestrel; sie werden in Norethisteron bzw. 3-keto-Desogestrel umgewandelt). Die Metabolisierung und Ausscheidung kann durch Bindung an SHBG verzögert werden. Auch eine verstärkte Verteilung und Speicherung wie bei Cyproteronazetat (im Fettgewebe) kann zu Kumulierung und erhöhtem Plasmaspiegel führen (Depoteffekt bei adipösen Frauen; verkürzte Halbwertszeit bei unterernährten Frauen).

Als Metaboliten findet man hauptsächlich Sulfate im Serum und Glukuronide im Stuhl und Harn. Der enterohepatische Kreislauf spielt kaum eine Rolle.

6.2.2 Wirkungen

Wirkungen auf Zellebene

Eine detaillierte Besprechung des Wirkungsmechanismus erübrigt sich, weil es sich um Vorgänge handelt, wie sie vorher allgemeingültig für Steroide beschrieben wurden. Die Bildung des Progesteronrezeptors wird durch Östrogene angeregt, seine Aktivität unterliegt einer komplexen Regulation durch Progesteron.

Klinische Wirkungen

Die Progestagene besitzen häufig nur einige der wesentlichen physiologischen Wirkungen des Progesterons und diese oft auch nur in etwas modifizierter Form. Ihr pharmakologisches Wirkungsspektrum kann jedoch größer sein.

Das *Vaginalepithel* zeigt Glykogeneinlagerung, funktionelle Differenzierung des Epithels und Abschilferungen basophiler Zellen.

Die *Zervix* erfährt eine Engerstellung des Muttermundes; die Schleimproduktion wird spärlich, der Schleim dickflüssig, trüb, zäh und spermienfeindlich.

Das proliferierte *Endometrium* wird sekretorisch umgewandelt; es kommt zur Drüsenschlängelung, vermehrten Glykogeneinlagerung und Sekretproduktion, Synthese saurer Phosphatase, Ausbildung von Spiralarterien, nukleären Differenzierung, Bildung großer Mitochondrien und zur Entstehung der für die Nidation wichtigen Deziduazellen.

Die *Kapazitierung* von Spermien im Uterus des Kaninchens durch Entfernung eines „decapacitation factors" (DF), wodurch die Spermien erst befruchtungsfähig werden, wird durch Progesteron vermindert oder aufgehoben. Ob dies auch für den Menschen von Bedeutung ist, ist noch ungeklärt.

Das *Myometrium* wird vermutlich nicht nur beim Kaninchen, sondern auch bei der Frau ruhiggestellt (lokaler Effekt?), die Prostaglandinwirkung wird gehemmt, außerdem nimmt der Gehalt an Enzymen im Endo- und Myometrium stark zu.

Die *Tuben* zeigen eine herabgesetzte Motilität, Empfindlichkeit für Azetylcholin und verminderte Gewebeatmung; der isthmische Abschnitt wird erweitert.

In der *Mamma* sprießen unter Progesteron in Zusammenwirkung mit Östrogenen die Drüsenalveolen und die Milchsekretion wird vorbereitet. Gegen Ende der Schwangerschaft nimmt die Durchblutung stark zu und die Azini füllen sich mit Sekret; die Laktation beginnt aber erst, nachdem mit der Geburt Progesteron und Östrogene entzogen worden sind. Der laktationshemmende Effekt von Östrogenen und Progestinen wirkt vermutlich direkt auf die Mamma (Hemmung der Prolaktinwirkung).

Im Bereich des *Hypothalamus* und der *Hypophyse* kommt es im Synergismus mit Östrogenen zur Hemmung von GnRH und Gonadotropinen und damit zur Unterdrückung der Ovulation (z. B. während der Schwangerschaft oder bei der Kontrazeption mit Steroiden). Es besteht aber auch ein positives Feedback über den Hypothalamus und höhere Regionen des zentralen Nervensystems, so daß mit Progesteron unter bestimmten Bedingungen eine vermehrte LH-Ausscheidung und selbst eine Ovulation erzeugt werden kann. Man nimmt an, daß die geringe Menge an Progesteron, die physiologisch vor der Ovulation und Ausbildung eines Gelbkörpers produziert wird, mit am Zustandekommen der Ovulation und des Paarungsverhaltens bei Tieren beteiligt sein dürfte.

Weitere geschlechtsspezifische *zentrale Wirkungen* sind der zentrale *thermogenetische Effekt* (Zunahme der Basaltemperatur um etwa 1 °C) und ZNS-Wirkungen, welche an die von „minor tranquillizers" erinnern; auch narkotische, hypnotische Effekte, Passivität und depressive Verstimmung werden den Progestinen zugeschrieben.

Im Bereich des *vegetativen Nervensystems* spricht man von einer sympathikotropen Wirkung.

Der *Eiweißstoffwechsel* wird katabol beeinflußt.

Der *Fettstoffwechsel* zeigt mit zunehmender Androgenität und Dosis des Progestagens eine Senkung von HDL-Cholesterin und Steigerung von Triglyzeriden, woraus auf ein erhöhtes Risiko für kardiovaskuläre Erkrankungen geschlossen wird (Atherogenität).

Progestative Präparate können zu *Wasser- und Kochsalzretention* führen, Progesteron selbst besitzt aber eine gewisse antimineralokortikoide Wirkung. Einem Progestagen, dem Gestoden, ist gleichfalls ein antimineralokortikoider Effekt eigen; er kommt jedoch in therapeutischen Dosen nicht zum Tragen.

Die *glatte Muskulatur* der Hohlorgane erschlafft; man bringt damit die Varizenbildung speziell in der Schwangerschaft (neben der physikalischen Abflußbehinderung) in Zusammenhang.

Die *Gefäße* zeigen eine erhöhte Permeabilität, Ödemneigung entsteht.

Der *Blutdruck* kann dosisabhängig erhöht werden.

Progestine stören die ovarielle *Steroidsynthese*.

Bei Tieren verursacht Progesteron eine Unterdrückung der *immunologischen Abwehrreaktion* in der Haut. Ob dieser Effekt dabei eine Rolle spielt, daß die Frucht vom mütterlichen Organismus, mit dem sie genetisch nicht identisch ist, nicht abgestoßen wird („transplantation immunity"), ist noch eine offene Frage.

Allen Progestinen ist eine ausgeprägte *antiöstrogene Wirkung* eigen, die nicht nur den mitogenen und proliferativen Effekt der Östrogene hemmt, sondern auch ein Gegengewicht zu den meisten östrogenabhängigen Veränderungen darstellt. Progesteron hat auch eine *antiandrogene Wirkung*, die durch Hemmung der 5α-Reduktase vermittelt werden soll.

6.2.3 Progestative Präparate

Natürliche Progestine
Progesteron hat als Injektionspräparat keine große Bedeutung. Es findet jedoch zunehmend Anwendung als perkutan (Gel), vaginal (Suppositorien, Vaginalringe) und intrauterin (IUD) appliziertes Arzneimittel, z. B. zur Behandlung der Mastodynie und Mastopathie oder in der Kontrazeption. Nach galvanischer Aufbereitung kann es auch in mikronisierter Form oral verwendet werden.

Artifizielle Progestine
Progestagene finden vor allem als orale und in Form von Estern auch als parenterale Präparate breite Anwendung.

6.2.4 Pharmakologische Unterschiede

Da in den meisten Fällen Progestagene therapeutisch verwendet werden, bezieht sich die nachfolgende Beurteilung im wesentlichen auf Progestagene (Tabelle 12).

Alle Progestagene zeigen gute *progestative Wirkungen*, worunter man vor allem die Fähigkeit versteht, ein proliferiertes Endometrium sekretorisch umzuwandeln. Sie ist am stärksten bei der Norgestrel-Gruppe.

Eine (schwache) *östrogene Wirkung* ist nur der Norethisteron-Gruppe eigen. Man findet sie im Tierversuch ausschließlich nach

Tabelle 12. Progestagene: Pharmakologische Wirkungen (*Prog* progestativ, *Ö* östrogen, *A, Ana* androgen–anabol, *Gluko* glukokortikoid, *Anti-Miner* antimineralokortikoid)

	Prog	Ö	Anti-Ö	A Ana	Anti-A	Gluko	Anti-Miner
Norethisteron-Gruppe	+	+	+	+	−	−	−
Norgestrel-Gruppe	+ +	−	+ (+)	(+) (−)	−	−	− (+)
Progesteron-Derivate	+	−	+	− (+)	+ (+)	(+)	− (+)

90

oraler Applikation. Ausgelöst wird sie wahrscheinlich durch Metaboliten (Ethinodiol = 3β-Hydroxylynestrenol und 3β-5α-Tetrahydronorethisteron).

Alle Progestagene, auch die Progesteronderivate, zeigen einen *antiöstrogenen Effekt*, der bei der Norgestrel-Gruppe besonders stark ist; er fehlt nur dem Norethinodrel.

Androgene/anabole Wirkungen sind relativ deutlich bei der Norethisteron- und weniger ausgeprägt bei der Norgestrel-Gruppe. Sie rühren hauptsächlich vom Norethisteron her und weniger von Metaboliten (z. B. 5α-Dihydronorethisteron). 3-keto-Desogestrel, der biologisch wirksame Metabolit von Desogestrel, hat durch seine 11-Methylen-Gruppe eine besonders geringe Affinität zum Androgenrezeptor und zeigt daher eine so schwache androgene Wirkung, daß sie klinisch nicht wahrnehmbar ist.

Eine androgene Wirkung könnte auch dadurch entstehen, daß Norethisteronderivate und einige ihrer Metaboliten relativ stark von SHBG gebunden werden und dadurch endogenes Testosteron und 5α-Dihydrotestosteron verdrängen, wodurch der Spiegel an freiem Androgen steigt und die androgene Wirkung zunimmt. Bei niedrigen Dosen und Progestagenen der letzten Generation (Norgestrel-Gruppe) sind derartige klinische Effekte kaum zu erwarten. Medroxyprogesteronazetat ist das einzige Progesteronderivat mit einer relativ starken androgenen bzw. synandrogenen Wirkung.

Eine *antiandrogene Wirkung* findet man nur bei einigen Progesteronderivaten, vor allem bei Cyproteronazetat und Chlormadinonazetat, nicht bei Medroxyprogesteronazetat und schwach ausgeprägt bei Progesteron. Progestagene mit antiandrogener, aber auch solche mit androgener Wirkung sind wegen der Gefahr einer Feminisierung bzw. Maskulinisierung zur Behandlung des drohenden oder habituellen Aborts kontraindiziert, wenngleich die intrauterine Maskulinisierung nicht mit der klassischen androgenen Eigenschaft eines Stoffes parallel läuft. Die zur Erhaltung der Schwangerschaft empfohlenen Progesteronderivate Dydrogesteron und Medroxyprogesteronazetat führen offenbar ebenso wenig zur Maskulinisierung weiblicher Feten wie das oral wirksame Norethisteronderivat Allylöstrenol, das zur Erhaltung bedrohter Schwangerschaften eingesetzt wird.

Glukokortikoide Effekte sind nur von Progesteronderivaten und dann auch nur in höherer Dosierung zu erwarten.

Eine *antimineralokortikoide* Wirkung ist bei Progesteron und bei Gestoden feststellbar; die für einen klinisch faßbaren antimineralokortikoiden Effekt benötigte Dosis von Gestoden übersteigt jedoch die gebräuchliche Dosierung bei weitem.

Nortestosterone mit einer 17α-Äthinylgruppe können in höheren Dosen einen beträchtlichen *Einfluß auf den Leberstoffwechsel* ausüben, einerseits über ihre androgenen Wirkungen, andererseits auch unabhängig davon: Verschiebung des Lipoproteinprofils, Beeinträchtigung der Glukosetoleranz, Erhöhung des Insulinspiegels, des Reninsubstrats und der Reninaktivität (Blutdrucksteigerung), Hemmung der Produktion von Transportproteinen, Veränderung von Transaminasen und der Gallenfunktion. Sie können aber durch niedrigste, noch hormonal wirksame Dosierung weitgehend vermieden werden.

Von den unterschiedlichen pharmakologischen Wirkungen der einzelnen Progestagene dürften wohl die durch den androgenen bzw. antiöstrogenen Effekt hervorgerufenen *Einflüsse auf den Fettstoffwechsel* am wichtigsten sein. Je stärker androgen oder östrogenantagonistisch ein Stoff ist, desto deutlicher verschiebt er (natürlich dosisabhängig) das Lipoproteinspektrum in Richtung β-Lipoproteine (LDL) und desto eher muß eine atherogene Wirkung erwartet werden. Daß sie erst nach Jahren zum Tragen kommt und die Atherogenese von einer großen Anzahl anderer pathogenetischer Faktoren abhängig ist, muß indes ebenso betont werden wie die Tatsache, daß die neueren Vertreter der Norgestrel-Gruppe wegen ihrer starken progestativen Wirkung und daher geringen Dosierung und der schwachen oder fehlenden androgenen Wirkung (Desogestrel) diesbezüglich keine Gefahr mehr darstellen dürften.

6.2.5 Indikationen

Sexualhormone und ihre Derivate wirken keineswegs auf den Genitaltrakt allein, sondern üben Effekte auf fast alle Lebensvorgänge, Organe und Organsysteme aus:

– das zentrale/vegetative Nervensystem,
– endokrine Organe,
– Knochen, Fettgewebe, Haut,
– Gefäße, Kreislauf, Blut,
– Wasser-Elektrolyt-Haushalt,

- Stoffwechsel, Magensekretion,
- Harnwege,
- Fortpflanzungsorgane.

Ihr Wirkungsspektrum (Indikationsgebiet, Nebenwirkungen) ist außerordentlich groß und kann deshalb in einer so knappen Abhandlung wie der vorliegenden nur summarisch besprochen werden.

Progestine allein werden bei Zyklusstörungen, zur Unterdrückung einer menstruellen Blutung (etwa während der Behandlung mit einem Antikoagulans), bei Dysmenorrhö, prämenstruellem Syndrom, Mastodynie, bei bedrohter Schwangerschaft (vor allem die nichtandrogenen Progesteronderivate oder Allylöstrenol bzw. Dydrogesteron), Endometriose und bei Karzinomen des Endometriums und der Mamma verwendet. Auf den Einsatz von Progestagenen zu diagnostischen Zwecken (Gestagentest), um eine Amenorrhö ersten von einer Amenorrhö zweiten Grades zu unterscheiden, sei in diesem Zusammenhang nur hingewiesen.

Ansonsten gibt man Progestine praktisch immer zusammen mit einem Östrogen, weil sie im allgemeinen nur zusammen mit oder nach Östrogenen voll wirksam sind, da die Biosynthese der Progesteronrezeptoren von den Östrogenen induziert wird. Die Wirkung ist abhängig vom Verhältnis Östrogen/Progestagen und von der zeitlichen Sequenz des Zusammenwirkens.

Allgemeine Anwendung von Östrogenen und Progestagenen

Die Vielzahl der therapeutischen Indikationen, bei denen Östrogene und Progestine gemeinsam verwendet werden, sind in den Tabellen 13 und 14 zusammengefaßt.

Bei der überwiegenden Mehrzahl dieser Indikationen kommen nur artifizielle *Östrogene* zum Einsatz. Das Indikationsgebiet von Östriol und seinen Derivaten ist im wesentlichen auf (prä/post-) klimakterische Syndrome, auf die Gabe vor und nach gynäkologischen Operationen, auf Kapillarblutungen und die lokale Behandlung von Östrogenmangelerscheinungen des Urogenitaltrakts beschränkt.

Als *Progestine* wird man praktisch nur die Progestagene verwenden, und zwar hauptsächlich die oralen Präparate. Eine Bevorzugung bestimmter Steroide – außer der ausgeprägt antiandrogenen für bestimmte Indikationen – entbehrt oft einer wissenschaftlichen Grundlage. Da es sich meist um relativ kurzfristige Behandlungen handelt, sind metabolische Effekte ohne wesentliche Bedeutung.

Tabelle 13. Indikationen zur Östrogen-Progestagen-Substitutionstherapie

- Gonadendysgenesie, Hypoplasia genitalis
- Vulvasynechien, Vaginitis
- Cervical hostility, Pubertas tarda
- Zyklusstörungen (A-, Oligo-, Poly-, Hypo-, Hypermenometrorrhagie, dysfunktionelle Blutungen)
- Ovulations-/prämenstr. Blutung
- Mittelschmerz, prämenstr. Syndrom
- Corpus-luteum-Insuffizienz, drohender Abort
- (Prä-, post-)klimakterische Syndrome
- (Polyzystische Ovarien)
- (Testikuläre Feminisierung)
- (Anorexia nervosa)

Tabelle 14. Weitere Indikationen zur Östrogen-Progestagen-Therapie

Effekt	Indikation
Stimulation	Bestimmte Formen d. Sterilität (Hohlweg-Effekt) Drohender/habitueller Abort
Inhibition	Kontrazeption, Dysmenorrhö Induktion/Verschieb. d. Menstr. Therapeutische Amenorrhö Endometriosis, Gigantismus Mastodynie, Mastopathie, Akne Best. Formen des Hirsutismus Best. Formen d. Sterilität (rebound) (Galaktorrhö, Laktation) (Prämenstruelles Syndrom)
Pharmakodynamische Wirkung	Mamma-/Endometriumkarzinom Vor/nach gynäk. Operationen Kapillarblutungen (Arthropathia ovaripriva)

Östrogene und Progestagene zur Ovulationsauslösung

Wie aus Tabelle 15 ersichtlich ist, spielen Steroide zur pharmakologischen Auslösung der Ovulation eine untergeordnete Rolle. Es können oral wirksame, artifizielle Östrogene mit Ausnahme von Östriol und jede Form der Progestagene verwendet werden. Viel wichtiger für diese

Tabelle 15. Ovulationsauslösung

Wirkstoff	Indikation	Hauptsächl. Wirkungsmechanismus
Östrogen	(Sterilität infolge) anovulatorischer	Stimulation (Hohlweg-Effekt)
Progestagen	Zyklen (Mono-/biphasische	Wiederherstellung der vegetativen Rhythmik
Östrogen + Progestagen	Oligo-/Polymenorrhö)	Inhibition ("rebound")
Kortikosteroid	Anovulation beim adrenogenitalen Syndrom	ACTH-Hemmung
HMG, HCG		Substitution der Gonadotropine
GnRH	Hypothalamische (normo-) hypo-	Pulsatile RH-Substitution
Antiöstrogene Clomifen Cyclofenyl Epimestrol	gonadotrope Ovarialinsuffizienz	Stimulation der Gonadotropinproduktion
Dopaminagonisten	Hyperprolaktinämische Ovarialinsuffizienz	Hemmung von Prolaktin

Indikation sind jedoch HMG, HCG, GnRH, die Antiöstrogene und die Prolaktinhemmer, worauf bereits in früheren Abschnitten ausführlicher hingewiesen worden ist.

Östrogene und Progestagene zur Kontrazeption

Wegen der außerordentlichen Bedeutung, die der Empfängnisverhütung mit Steroiden zukommt, wird diese Indikation etwas ausführlicher besprochen. Die gebräuchlichsten Methoden sind in Tabelle 16 zusammengefaßt. Daraus ist die führende Rolle der Östrogene und Progestagene erkennbar.

Als Östrogene werden praktisch nur Äthinylöstradiol und in wenigen Fällen Mestranol verwendet. Bei den Progestagenen wird inzwischen allgemein empfohlen, den Vertretern der Norgestrel-Gruppe, vor allen Dingen den Progestagenen der letzten Generation (siehe Abb. 4), den Vorzug zu geben. Manche Fachleute sind der

Tabelle 16. Hormonale Kontrazeption (*Ö* Östrogen, *P* Progestagen)

Methode	Wirkstoff	(Haupt-)Wirkung auf
Monophasische Pille Step-up Pillen	Ö + P	Ovulation
Bi-, (Normo-) phasische Pille	Erst allein Ö, später + P	
Oral, kontinuierlich hohe Dosis Depotinjektionen	P mit oder ohne Ö	
Nasenspray	GnRH-Agonisten (mit oralem P)	
Subdermale Implantate	P oder Ö (+ oral P)	Zervix Endometrium Ovulation
Oral, nichtzyklisch niedrige Dosis (Minipille)	P	
Vaginalring, IUP	Mit Ö und/oder P	
(Prä-) post-koital	P oder Ö	Eitransport Nidation
Oral	Antiprogesteron	Gonadotropine Ovar, Endometrium (Abortifaziens)
Intravaginal Intramuskulär	Prostaglandine (E-Analoga)	Uteruskontraktilität (Abortifaziens)

Meinung, daß 17α-Hydroxy-(nor-)Progesteronderivate zu Unrecht vernachlässigt würden.

Hier sollte noch ein Wort zur so häufig strapazierten *östrogenen und gestagenen Potenz* gesagt werden, die oft als Auswahlkriterium für eine Pille herangezogen wird. Ihre Bedeutung zur Klassifizierung von Präparaten wird meist erheblich überschätzt, weil sie ein höchst unexaktes Maß darstellt. Die sogenannte hormonale Wirkung der einzelnen Steroide ist nämlich, je nach Prüfverfahren, derart (und oft grundlegend) verschieden, daß eine allgemeingültige Beurteilung hinsichtlich der östrogenen und progestativen Wirkung bzw. Potenz kaum möglich ist, es sei denn, man beschränkt sich auf ein gleiches Testverfahren für die zu beurteilenden Stoffe, z. B. nur Menstruations-

Tabelle 17. Progestative Potenzen: Äquivalenzdosen von sieben kontrazeptiven Progestagenen auf der Basis verschiedener Tests am Menschen (Norethisteron = 100). (Nach Hammerstein 1988)

	Menstruations-verschiebungsdosis			Transformations-dosis
	Swyer 1982	Green-blatt 1967	Andere Quellen	Literatur-zusammen-stellung
Norethisteron	100	100	100	100
Norethisteronazetat	200	62,5		50
Lynestrenol			66	33–50
Ethynodioldiazetat	200	20		10
Levonorgestrel	20		3,3	4–6
Medroxyprogesteron-azetat		100		33
Chlormadinonazetat		100		20

verschiebung oder nur Transformationsdosis (Tabelle 17). Für den therapeutischen Alltag ist dies aber ungenügend, oft sogar nichtssagend. Außerdem ist zu bedenken, daß tierexperimentelle Ergebnisse wegen der unterschiedlichen Pharmakokinetik von Tier und Mensch nicht mehr als Anhaltspunkte für die Wirkung bei der Frau geben. Sinnvoller ist es, sich an die klinisch faßbaren östrogenen oder progestativen Wirkungen zu halten (Tabelle 18) und sich davon ausgehend ein Bild darüber zu machen, ob beispielsweise bei einem Kombinationspräparat der östrogene oder der progestative Effekt überwiegt bzw. ob ein solcher erzielt werden soll. Leider gibt es keine wirklich zuverlässigen Kriterien, mit deren Hilfe es möglich wäre, Frauen bestimmte Präparate zuzuordnen. Dies liegt zu einem erheblichen Teil an dem in der Bevölkerung vorhandenen genetischen Enzympolymorphismus, der einen unterschiedlichen Abbau der Steroide und daher auch eine von Frau zu Frau unterschiedliche Verträglichkeit ein und desselben Medikaments bewirkt.

Neben der hormonalen Aktivität eines Steroids sind natürlich auch die Substanzmenge, die Dosisverteilung, die Applikationsart und bei Kombinationen die antiöstrogene Aktivität des beigegebenen Progestagens wesentlich für die Beurteilung eines Präparats.

Tabelle 18. Hormonale Wirkungen

Zuviel Östrogen	Zuviel Progestin
Übelkeit, Erbrechen	Gesteigerte Eßlust (langsamer Gewichtsanstieg)
Kopfschmerzen	Müdigkeit, Erschöpfung
Nervosität, Reizbarkeit	Depressive Verstimmung
Prämenstruelles Syndrom	Libidoverminderung
Dysmenorrhö	
Ödemneigung, (rascher Gewichtsanstieg)	Hirsutismus
Wadenkrämpfe	Fette Haut, fettes Haar
Varizen	Akne
Neigung zu Thrombo-embolien	Virilisierung
Brustspannung	Krampfartige Unterleibs-schmerzen
Chloasma	Trockene Scheide
Zervikalektopien	Kohabitationsbeschwerden
Fluor albus	Soorkolpitis
Irreguläre Zyklen	
Prämenstruelle Zwischen-blutungen	Postmenstruelle Zwischen-blutungen
Menorrhagie	
Hypermenorrhö	Hypo-, Amenorrhö

Steroidale Kontrazeptiva werden weltweit täglich von etwa 100 Mio. Frauen verwendet, allein die oralen Präparate von mehr als 60 Mio. Deshalb soll auf einige besonders bedeutsame Aspekte ihrer Verwendung doch etwas ausführlicher eingegangen werden.

Hinweise zur Durchführung der Empfängnisverhütung mit Steroiden: In Tabelle 19 ist zusammengefaßt, wie Steroide im wesentlichen zur Empfängnisverhütung verwendet werden. Tabelle 20 gibt eine Zusammenstellung der zur Zeit verfügbaren oralen Präparate, die Östrogene und/oder Progestagene als Wirkstoffe enthalten; aus der Legende zu dieser Übersicht können auch die Arten der steroidalen Kontrazeption entnommen werden.

Steroidale Kontrazeptiva werden in starrer *Dosierung* empfohlen. Um eine optimale Wirksamkeit zu gewährleisten, sind die Anwendungsvorschriften streng zu befolgen. Von den Einphasen-, Zweiphasen- und Stufenpräparaten wird im ersten Tablettenzyklus vom ersten

Tabelle 19. Steroide zur Empfängnisverhütung bei der Frau

Steroid	Anwendungsform
Östrogene	Pille danach (Interzeption)
Progestagene	Minipille
	Pille danach (Interzeption)
	Dreimonatsspritze
Östrogen plus Progestagen	Einphasenpräparate (Pincus-Pille, Mikropille)
	Zweiphasenpräparate (Sequenz- oder normophasische Präparate)
	Stufenpräparate (Zwei- und Dreistufenpräparate)

Tag der Menstruationsblutung an während 21 oder 22 aufeinanderfolgenden Tagen eine Tablette/ein Dragee möglichst zur gleichen Tageszeit eingenommen. Dies gilt auch für die orale Kontrazeption post partum. Jeder weitere Tablettenzyklus ist vom vorhergehenden durch eine in der Gebrauchsanweisung festgelegte tablettenfreie Pause (oder eine festgelegte Behandlung mit endokrin unwirksamen Tabletten) getrennt. Zur Unterbrechung der kontrazeptiven Behandlung für längere Zeit (nach Monaten oder Jahren Pilleneinnahme, sog. „Pillenpause") besteht keine physiologische oder medizinische Veranlassung; sie wird offiziell nicht mehr empfohlen. Ist ein orales Kontrazeptivum nach einer Entbindung bereits vor dem Auftreten der ersten spontanen Menstruation indiziert, empfiehlt es sich, während der ersten 14 Behandlungstage zusätzlich noch andere empfängnisverhütende Maßnahmen zu treffen. Nach einer Fehlgeburt oder einem Schwangerschaftsabbruch rät man zum Einnahmebeginn im unmittelbaren Anschluß an die Beendigung der Schwangerschaft, und zwar ohne zusätzliche Vorsichtsmaßnahmen.

Kontrazeptiva sind Arzneimittel, die im allgemeinen von gesunden Personen eingenommen werden. Aus diesem Grunde wird die Vielfalt von *unbeabsichtigten Wirkungen* – günstige Begleiterscheinungen (die therapeutisch genutzt werden können) und unerwünschte Nebenwirkungen (die erhebliche interindividuelle Unterschiede zeigen) – mit so großer Sorgfalt registriert, daß ihr Umfang außergewöhnlich ist. Die in den Tabellen 21 und 22 angeführten können daher nur eine den Autoren wesentlich erscheinende Auswahl darstellen; nähere Einzel-

Tabelle 20. Steroidale Kontrazeptiva

Progestin	Östrogen[a]	Präp.[b]	Markennamen
Chlormadinonazetat	EE	1 P	Menova
	Me	2 P	Eunomin 21
	EE	2 ST	Neo-Eunomin
Cyproteronazetat	EE	1 P	Diane-35, Diane mite, Diane-Dragées
Norethisteron	EE	1 P	Conceplan 21/mite, Ovysmen, Ovysmen 0,5/35, Ovysmen 1/35
	Me	1 P	Conceplan 21, Ortho-Novum, Ortho-Novum 1/50, Ortho-Novum 1/80, Ortho-Novum 2 mg
	EE	3 ST	Symphasec, TriNovum
	—	Mi	Micronovum
Norethisteronazetat	EE	1 P	Anovlar, Anovlar 21, Etalontin 21/28-Fe, Neorlest 21, Orlest, Orlest 21/28-Fe
	EES	2 P[c]	Deposiston
	EE	2 ST	Sinovula
Norethisteronenantat	—	ES	Norigest, Noristerat, Nuristerate, Nur-Isterate
Etynodioldiacetat	EE	1 P	Alfames E
	Me	1 P	Ovulen
Lynestrenol	EE	1 P	Anacyclin, Anacyclin 28/101, Lyndiol, Lyn-ratiopharm, Noracyclin, Ovoresta, Ovoresta M, Ovostat, Ovostat-Micro, Pregnon 28, Restovar, Yermonil, Yermonil 28
	—	2 P	Fysionorm, Lyn-ratiopharm-Sequenz, Normophasic, Ovanon, Ovanon 28
		Mi	Exlutona

Tabelle 20 (Fortsetzung)

Progestin	Östrogen [a]	Präp. [b]	Markennamen
Levonorgestrel	EE	1 P	Ediwal 21, Microgynon 21/28/30/50, Neogynon 21/28, Neo-Stediril, Ovranette, Stediril 30/28, Stediril-d
		2 ST	Perikursal, Perikursal 21, Sequilar, Sequilar 21/28
		3 ST	Trinordiol, Trinordiol 21/28, Triquilar, Triquilar 28, Tristep, Trigynon
		IZ	Tetragynon
	–	Mi	Microlut, Mikro-30 Wyeth
Norgestrel	EE	1 P	Eugynon, Eugynon 21/28, Stediril
Desogestrel	EE	1 P	Marvelon, Mercilon
		2 P	Ovidol, Oviol 22, Oviol 28
Gestoden	EE	1 P	Femovan, Femodene, Ginoden, Gynera, Gynovin
		3 P	Milvane
Norgestimat	EE	1 P	Cilest

[a] *EE* Ethinylestradiol, *EES* Ethinylestradiolpropansulfonat. *Me* Mestranol.

[b] *1 P* Einphasenpräparat: Östrogen (Ö) und Progestagen (P) während des gesamten Tablettenzyklus (TZ) in gleicher Dosierung;

2 P Zweiphasenpräparat (Sequenz-P., normophasisches P): Die ersten 7 oder 11 Tage nur Ö, danach Ö + P;

2 ST Zweistufenpräparat: Ö + P während des gesamten TZ, unterschiedliche Dosierung im ersten und zweiten Teil;

3 ST Dreistufenpräparat: Ö + P während des gesamten TZ, dreimal unterschiedliche Dosierung;

Mi Minipille: allein P, keine Tab ettenpause;

ES Einzelsubstanz;

IZ Interzeption;

[c] „Wochenpille".

Tabelle 21. Vorwiegend östrogenbedingte, unbeabsichtigte Wirkungen steroidaler Kontrazeptiva

Günstige Wirkungen auf

Zyklusstörungen
Eisenmangelanämien
Entzündliche Erkrankungen (im Becken, rheumat. Arthritis)
Plasmaproteine
Lipoproteine (antiatherogen)
Seborrhoische Hautveränderungen
Psyche (gesteigertes Wohlbefinden)

Ungünstige (Neben-) Wirkungen

	Relativ häufig	Selten
Subjektiv bedeutsam	Kopfschmerzen Psych. Alterationen Magenbeschwerden Zwischenblutungen Brustsymptome Einflüsse auf Wasser- und Elektrolythaushalt Pigmentierung	–
Medizinisch bedeutsam	Einflüsse auf Vagina, Zervix Leber, Gallenwege Harnwege Körpergewicht Labortests	Einflüsse auf ZNS, Laktation Haut, Augen Kohlenhydrat- und Fettstoffwechsel
Medizinisch ernst	–	Thromboembolie Herz-Kreislauf- Erkrankungen (Lebertumoren) (Zervixkarzinom) (Wachstumsstörung)

heiten über nicht beabsichtigte Wirkungen müssen der umfangreichen Literatur entnommen werden. Bei vielen dieser Begleitwirkungen ist eine Zuordnung zu einem Wirkstoff höchstens mit einiger Wahrscheinlichkeit, oft aber überhaupt nicht möglich; häufig sind sie das Ergebnis der Wirkungen beider Steroide. Außerdem zeichnen sich Kombinationspräparate mit weniger als 50 µg Östrogen/Dragee (Mikropille) und Präparate, welche Progestagene der letzten Generation (Desoge-

Tabelle 22. Vorwiegend progestagenbedingte, unbeabsichtigte Wirkungen steroidaler Kontrazeptiva

Günstige Wirkungen auf

Ovarialzysten, Adnexitiden, Myome
Endometriumhyperplasie
Endometriose, Vaginalmykosen
Benigne Mamma-Tumoren
Ovarialkarzinom, Endometriumkarzinom
Seborrhö, Akne, Ulkus duodeni
El. Erregbarkeit des Gehirns
(Mammakarzinom)

Ungünstige (Neben-) Wirkungen

	Relativ häufig	Selten
Subjektiv bedeutsam	Zyklusstörungen psychische und allgemeine Störungen	–
Medizinisch bedeutsam	Einflüsse auf Zervix, Laktation Plasmaproteine Fettstoffwechsel	Einflüsse auf Ovar, Hormone Leber, Haut Wasser- und Elektrolythaushalt Körpergewicht Kohlenhydratstoffwechsel
Medizinisch ernst		Herz-Kreislauf-Erkrankungen Persist. Amenorrhö (Lebertumoren) (Geschlechtsdifferenzierung)

strel, Gestoden oder Norgestimat) enthalten, durch erheblich weniger Nebenwirkungen aus. Deshalb sind die Trennung der Nebenwirkungen in östrogen- und progestagenbedingte ebenso wie ihre Aufzählung, die ja zum überwiegenden Teil auf Erfahrungen mit älteren und höher dosierten Präparaten beruht, mit entsprechenden Einschränkungen zu bewerten.

Vorsichtsmaßnahmen bei der Anwendung oraler Kontrazeptiva (Tabelle 23) und *Kontraindikationen* (Tabelle 24) sowie *Interaktionen* (Tabelle 25) gelten für alle Präparate; eine Spezifizierung nach

Tabelle 23. Vorsichtsmaßnahmen bei steroidaler Kontrazeption

Strenge Indikation	Absetzen
Starke Varikose	Schwangerschaft
Veränderte Leberfunktion	Myokardinfarkt, Thromboembolie
Schwerer Diabetes mellitus	Akute Gallenwegs-/Pankreaserkr.
Laktation, Chloasma gravid.	Ikterus, Lebertumor
Herzfehler, Nierenerkr.	Akute Sehstörungen
Hypertonie, Epilepsie	Plötzliche Migräneanfälle
Multiple Sklerose, Migräne	Stärkerer Blutdruckanstieg
Porphyrie, Tetanie	Längere Immobilisierung
Chorea minor, Otosklerose	Verschlechterung einer Epilepsie
Endometriose, Fibrome des	6 Wochen vor größerer Operation
Uterus	

Substanzen ist weder gut möglich noch im allgemeinen notwendig. Sie haben nicht nur für die oralen Präparate, sondern vermutlich für alle steroidalen Kontrazeptiva Gültigkeit, wenngleich beweisende Unterlagen hierfür oft spärlich sind.

Schließlich sei noch darauf hingewiesen, daß während der Einnahme aller Kontrazeptiva viele der üblichen *Nachweismethoden, klinischchemischen Serumparameter* und *Funktionsprüfungen* unterschiedlich stark verändert werden können, meist ohne daß eine Zuordnung zu einem speziellen Präparat möglich ist. So kann es (jedenfalls bei den

Tabelle 24. Kontraindikationen steroidaler Kontrazeptiva

Absolute	Relative
Gravidität	Thrombophlebitis
Thromboembolie	Gewisse Herzerkrankungen
Gerinnungsstörungen	Porphyrie, Otosklerose
Sichelzellenanämie	Nicht abgeklärte Genitalblutung
Akute Leber-, Gallenwegs-,	Endometriumhyperplasie
Pankreaserkrankungen	Hyperlipoproteinämie
Dubin-Johnson-/Rotor-Syndrom	Schwerer Diabetes mellitus
Schwerer Leberschaden (mit	Alter über 35 und starker
Funktionsstörungen, Tumoren)	Zigarettenkonsum (mehr als 20/Tag)
Schwere Hypertonie	Laktation
Schwangerschaftsikterus	
Herpes gestationis in der	
Anamnese	
Östrogenabhängige Tumoren	

Tabelle 25. Orale Kontrazeptiva und Arzneimittelinteraktionen

Arzneimittel, die die Wirkung der oralen Kontrazeptiva beeinflussen können	Arzneimittel, deren Wirkung durch orale Kontrazeptiva beeinflußt werden kann
Rifampicin, Hydantoin, Carbamazin, Barbiturate – Wirkungsabnahme	Antikoagulanzien, Antihypertensiva, Antidiabetika – meist Wirkungsabnahme
Antibiotika, Antimykotika, Sulfonamide – Wirkungsabnahme	Lipidlösl. Arzneimittel (Alkohol) – Abbauhemmung
Analgetika, Tranquillanzien – nicht eindeutig	Glukokortikoide, (Koffein) – verminderte Clearance
Vitamin C – Wirkungssteigerung des Östrogens	

älteren Präparaten, von denen umfangreiche Erfahrungen vorliegen) zu Normabweichungen von Funktionstests der Schilddrüse, der Leber und des Kohlenhydratstoffwechsels, des Blutspiegels von Hormonen, Blutfetten, Gerinnungsfaktoren, Transportproteinen, Kupfer, Eisen, Enzymen und der Blutsenkung kommen, wobei deren eventuelle pathognomonische Bedeutung häufig unklar bleibt.

Östrogene und Progestagene im (Prä-/Post-) Klimakterium

Während in den letzten 150 Jahren das Menopausealter ungefähr gleich geblieben ist und damit eine genetische Fixierung wahrscheinlich wird, ist die Lebenserwartung der Frau seit 1850 in den hochentwickelten Ländern von 42 auf 78 Jahre gestiegen. Durch diese Verschiebung der Bevölkerungspyramide in Richtung der zweiten Lebenshälfte werden die Folgen von Hormonmangelerscheinungen nunmehr von viel mehr Frauen als früher erlebt und die Notwendigkeit der Behandlung prä-, peri- und postmenopausaler Beschwerden und Veränderungen wird verständlich. Dazu kommt noch, daß man in den letzten Jahrzehnten die enorme (sozial-)medizinische Bedeutung postklimakterischer Krankheiten (Osteoporose, kardiovaskuläre Erkrankungen) und den hohen Stellenwert ihrer Vorbeugung und Behandlung erkannt hat. Deshalb ist es gerechtfertigt, auch auf diese Indikation mit etwas größerer Ausführlichkeit einzugehen.

Tabelle 26. Behandlungsmöglichkeiten klimakterischer und postklimakterischer Veränderungen

Allgemeine Maßnahmen	Aufklärung, Psychotherapie, Physikotherapie
Unspezifische Pharmakotherapie	Sedativa, Hypnotika, Tranquilizer, Anxiolytika, Antidepressiva, Sympathiko- und Parasympathikolytika, Vasodilatatoren, oder β-Blocker
Spezifische Pharmakotherapie	Östrogene, Progestagene, Androgene, Anabolika, Calcitonin, Fluoride (Diphosphonate)

Östrogene und Progestagene bewähren sich als Substitutionsbehandlung hervorragend sowohl zur Prophylaxe als auch zur Therapie (post-)klimakterischer Veränderungen und nehmen in der großen Zahl verfügbarer Behandlungsmöglichkeiten (Tabelle 26) einen führenden Platz ein.

Hinweise zur Durchführung einer hormonellen Behandlung im (Prä-/Post-)Klimakterium

Zur Behandlung der vielfältigen Beschwerden im Peri- und Postklimakterium kommen sowohl das schwach endometriotrope Östriol als auch die stark endometriotropen konjugierten Östrogene und die Östradiolester in Frage. Von den Progestagenen eignen sich praktisch alle im Handel befindlichen Präparate, doch sollten in Zukunft zur Vermeidung möglicher atherogener Nebenwirkungen die Progestagene der neuen Generation bevorzugt werden.

Die prinzipiellen Einsatzmöglichkeiten der Östrogene und Progestagene sind in Tabelle 27 zusammengefaßt. Zur Vermeidung einer durch das Östrogen bedingten Hypertrophie des Endometriums und deren möglicher Folgen (Corpuskarzinom, Stimulation des Brustparenchyms) wird gefordert, die Östrogenbehandlung mit einer 10- bis 14tägigen zyklischen, jedenfalls periodischen zusätzlichen Progestagengabe (auch bei Hysterektomierten) zu ergänzen; bei Verwendung des schwach endometriotropen Östriols kann diese unterbleiben.

Die Hemmung der östrogeninduzierten mitotischen Aktivität und damit auch der DNA-Synthese basiert auf einem doppelten Mechanismus: Einerseits reduzieren die Progestagene die Anzahl der Typ-II-Bindungsstellen des Östrogenrezeptorkomplexes im Zellkern und limitieren damit die Langzeitwirkung des Östrogens, andererseits

Tabelle 27. Möglichkeiten einer hormonellen Behandlung

Prämenopause	Progestagen (zyklisch) Orales Kontrazeptivum (Minipille, Kombinationspille) Stark endometriotropes Östrogen zyklisch, mit Progestagen (2-Phasen-Kontrazeptivum) Östrogen-Androgen-Kombination
(Prä-) Postmenopause, Postklimakterium	Östrogen-Androgen-Kombination Schwach endometriotropes Östrogen zyklisch oder kontinuierlich (Progestagen fakultativ) Stark endometriotropes Östrogen zyklisch oder kontinuierlich (Progestagen obligatorisch) Anabolikum

induzieren sie auch eine Reihe von östrogenmetabolisierenden Enzymen, wie z. B. die Östradiol-17-β-Dehydrogenase oder die Östrogensulfotransferase.

Eine *therapeutische Verwendung* der Steroide erfolgt bei bestehender Symptomatik. Progestagene werden allein oder in Kombination mit einem Östrogen in der Prämenopause bei Blutungsstörungen (Tabelle 28) und Brustbeschwerden gegeben. Frauen, die wegen eines Mamma- oder Endometriumkarzinoms operiert worden sind, sollten nur mit einem Progestagen (z. B. Medroxyprogesteron, Norethisteron) behandelt werden. Beide Steroide zusammen oder Östriol allein verwendet man mit ausgezeichnetem Erfolg beim vegetativen Menopause- sowie beim organischen Postmenopausesyndrom und zum Teil auch bei postmenopausalen psychischen Veränderungen (Tabelle 29). Östriol (oral, lokal) ist das Mittel der Wahl bei Erkrankungen des Urogenitaltrakts (Atrophie, bestimmte Formen der Inkontinenz).

Zur *prophylaktischen Verwendung* haben sich Östrogene in Kombination mit einem Progestagen überzeugend bewährt, um das Entste-

Tabelle 28. Blutungsstörungen in der Perimenopause

Rhythmus- und Typusstörungen	Menorrhagie, Oligomenorrhö, Metrorrhagie, Menometrorrhagie
Ursachen	Dysfunktionell, organisch
Prämenopausal	Häufig (meist harmlos)
Postmenopausal	Selten (*cave* Malignität)

Tabelle 29. Klimakterische Symptomatik

Vegetatives Menopausesyndrom	Wallungen, Schweißausbrüche, Palpitationen, Tachykardien, Parästhesien, Schlafstörungen, Kopfschmerzen, Schwindel, Nervosität, Reizbarkeit, depressive Verstimmung, Hypertonie, periphere Zirkulationsstörungen, Meteorismus, Obstipation, Harn- und Gallenblasenkoliken, Arthralgie
Organisches Postmenopausesyndrom	Pruritus, Vulvitis, Dyspareunie, Kolpitis, Leukoplakie und Kraurosis vulvae/vaginae, Mastopathia cystica, Atrophie der Mamma, atroph. Rhinitis/Stomatitis/Urethritis, Trigonitis, Harninkontinenz, Hautpigmentierung/Keratose/Teleangieektasien/Atrophie, Haarausfall, Stimmbandveränderungen, Conjunctivitis sicca
Postmenopausale psychische Veränderungen	Verminderung von Konzentration, Energie, Antrieb, geistiger Leistungsfähigkeit, Selbstwertgefühl Vermehrung von Spannung, nervöser Erschöpfung, Reizbarkeit, Aggressivität, Stimmungslabilität, Gefühl des Versagens, Torschlußpanik, Introversion, Depression, Intoleranz, Nicht-allein-sein-Können, Arzneimittelabusus, Alkoholismus, Suizidneigung, Karzinophobie, antisozialem Verhalten

Tabelle 30. Erhöhtes Osteoporoserisiko

Geringe Körpergröße
Zarter Körperbau
Niedriges Körpergewicht
Geringe Knochenmasse
Erhöhter Knochenstoffwechsel
Geringe körperliche Aktivität
Niedrige Kalziumzufuhr
Frühe Menopause
Starkes Rauchen/Kaffeetrinken
Erhöhter Alkoholkonsum
Familiäre Belastung
Helle Hautfarbe

hen einer postklimakterischen Osteoporose bei Risikopatientinnen (Tabelle 30) zu verhindern und das Fortschreiten einer bereits bestehenden Osteoporose aufzuhalten. Außerdem vermögen diese Steroide die Morbidität koronarer Herzerkrankungen signifikant zu vermindern (prophylaktische Behandlung bei entsprechendem Lipidprofil erwägen).

In jüngster Zeit wird ein von der Konzeption her bestechendes klinisches Procedere empfohlen, dessen Nützlichkeit noch erwiesen werden muß: Nach Ausfall der ovariellen Funktionen soll zweimal pro Jahr bis zum 60. Lebensjahr ein Progestagentest (mit 10 mg Dydrogesteron oder 5 mg Medroxyprogesteronazetat über 14 Tage oral) vorgenommen werden. Kommt es nach Absetzen zu einer Blutung, ist eine Östrogensubstitution bei symptomatisch unauffälligen Patientinnen nicht notwendig. Zu diesem diagnostischen Effekt (Überprüfung der endogenen Östrogenproduktion) kommt noch der therapeutische, da durch die Abbruchblutung eine endometriale Hyperplasie verhindert wird. Tritt vor dem 60. Lebensjahr keine Entzugsblutung ein, sollte eine vaginale Zytologie die Abklärung der endokrinen Situation ergänzen; weist das Vaginalepithel einen guten Östrogeneffekt auf, ist keine Therapie notwendig. Fehlt dieser Östrogeneffekt, wird bei der symptomlosen und risikofreien Patientin im Abstand von einigen Monaten eine mehrmalige Überprüfung der Knochendichte empfohlen. Die Frage, ob eine prophylaktische Steroidzufuhr bei Frauen mit niedriger Östrogenaktivität, welche jedoch symptom- und risikolos sind, vorgenommen werden sollte, richtet sich dann nach den Resultaten der Knochenuntersuchung.

Die *Dauer der Substitutionsbehandlung* hängt davon ab, ob sie aus kurativen oder prophylaktischen Überlegungen konzipiert wurde. Prinzipiell sollen Steroide aus kurativen Gründen so lange zugeführt werden, wie Mangelsymptome bestehen; durch ein zeitweiliges Absetzen der Steroidmedikation kann man sich davon überzeugen. Im einnahmefreien Intervall (jährlich 3–4 Wochen) merkt die Frau am besten, ob eine weitere Therapie noch wünschenswert ist. Der weibliche Organismus ist dabei der sensibelste Parameter, der über Notwendigkeit und Menge der Substitution entscheidet. Ähnlich wie bei einer Titration, kann man diese vom Ausmaß und vom Auftreten der Beschwerden abhängig machen. Durchschnittlich benötigt eine Frau die therapeutische Substitutionsbehandlung 5–10 Jahre lang. Danach scheint der Organismus die Sensibilität für steroidale Hormone zu verlieren, die Ausfallerscheinungen bleiben trotz fehlender Steroidbehandlung aus, eine weitere Ersatztherapie wird damit nicht mehr notwendig.

Die prophylaktische Steroidbehandlung erstreckt sich über mindestens 8 (viele empfehlen bis zu 15) Jahre. Dies gilt vor allem dann, wenn die vorbeugende Steroidapplikation wegen der Gefahr einer drohenden Osteoporose durchgeführt wird. Der in den ersten 6–8 Jahren nach der Menopause besonders starke Knochenverlust verlangsamt sich erst um das 65. Lebensjahr. Bei hohen osteoporotischen Risiken ist eine lebenslange Behandlung mit Östrogenen vertretbar, da der Knochenverlust bei Absetzen der Hormone sofort wieder einsetzt, möglicherweise sogar in verstärktem Ausmaß.

Neben der vorherrschenden Behandlung mit oralen Präparaten werden Östrogene und Progestagene auch intramuskulär (Injektionen, Implantate), in jüngster Zeit auch zunehmend transdermal (Pflaster, Salbe, Gel) und intravaginal (Salbe, Globuli) appliziert.

Das Wiederauftreten von *Blutungen* während der Sequentialtherapie mit einem Östrogen und Progestagen hängt von der Dosis und dem Alter der Behandelten ab (jenseits des 65. Lebensjahres nur bei 35 % der Patientinnen). Erklärt man den Sinn und die Notwendigkeit der Behandlung und einer damit verbundenen wiederauftretenden Blutung, so steigt die Akzeptanz. Im Gegensatz zur Kombinationstherapie treten bei einer Östrogenmonotherapie zeitlich unberechenbare Blutungen auf; unter Östriol kommen Blutungen praktisch nicht vor.

Neben den Östrogenen und Progestagenen gewinnt ein neues Steroid zur Prophylaxe und Therapie (post-)klimakterischer Veränderungen zunehmend an Interesse. Es handelt sich um das als Org. OD 14 bezeichnete $7\alpha,17\alpha$-17-hydroxy-7-methyl-19-norpregn-5(10)-en-20-yn-3-on, eine Verbindung, die anabole, progestative und östrogene Eigenschaften vereint, sich zur oralen Behandlung des vegetativen Menopausesyndroms gut bewährt und möglicherweise auch für die Prophylaxe und Therapie der postmenopausalen Osteoporose geeignet sein dürfte. Org. OD 14 ist mit sehr wenigen metabolischen und anderen Nebenwirkungen belastet und führt wegen einer eher atrophisierenden Wirkung auf das Endometrium kaum zu Entzugsblutungen, die eine Östrogen-Progestagen-Behandlung ja für manche Frauen inakzeptabel machen. In einigen Ländern ist Org. OD 14 bereits unter den Markennamen Livial und Tibolon eingeführt.

Östrogene und Progestagene zur Behandlung von Blutungsanomalien

Östrogene und Progestagene üben einerseits einen sensibilisierenden Einfluß auf den zentralen Steuerungsbereich aus und besitzen andererseits die bereits beschriebenen Wirkungen auf das Endometrium. Aus beiden Gründen eignen sie sich allein oder in Kombination zur Therapie von Zyklusstörungen.

Bei *amenorrhoischen* sowie bei *oligomenorrhoischen Beschwerden* empfiehlt es sich, eine Hyperprolaktinämie, eine Hyperandrogenämie sowie eine Hypergonadotropinämie auszuschließen; die Bestimmung der entsprechenden Hormone erscheint sinnvoll. Auch bei der Polymenorrhö, beim Vor- und Nachbluten sowie bei der Mittelblutung kann man die erwähnten Endokrinopathien finden, wenn auch bei weitem nicht so häufig wie unter amenorrhoischen oder oligomenorrhoischen Frauen. Oft sind die Hormonbefunde bei Patientinnen mit leichten Tempoanomalien normal.

Die *mittzyklische Blutung* wird durch den zu schnellen Abfall des Östradiols verursacht. Durch HCG-Behandlung (Beginn etwa 2 Tage vor dem erfahrungsgemäßen Auftreten der Mittelblutung, Dauer 4–5 Tage) wird die Steroidkonzentration der Granulosazellen erhöht, und die Mittelblutung kann verhindert werden.

Eine ähnliche Therapie führt auch bei der *postmenstruellen Nachblutung* zum Erfolg. Neben dem Gonadotropin können aber auch 20 µg Äthinylöstradiol einige Tage lang verabreicht werden, um das Nachbluten zum Stillstand zu bringen.

Die pathophysiologische Erklärung des *prämenstruellen Vorblutens* liegt in einem frühzeitigen Progesteronabfall. Die prämenstruelle Progestagenzufuhr ist deswegen die Behandlung der Wahl.

Die *Hypermenorrhö* zählt zu den Typusstörungen und kann außer durch anatomische Ursachen durch eine lokale Hyperfibrinolyse bedingt sein. Dementsprechend gelingt es mit Hilfe von Tranexamsäure (Cyclokapron), die Hypermenorrhö unter Kontrolle zu bringen.

Menstruationsverschiebung: Die Menstruation kann entweder vorverlegt oder hinausgezögert werden. Zur Vorverlegung läßt man ab dem 10. Tag über 10 Tage ein Östrogen-Progestagen-Gemisch einnehmen. Nach dem Absetzen kommt es dann frühzeitig zu einer Blutung. Zum Hinausschieben der Blutung wird 2 Tage vor der zu erwartenden Regel mit dem Östrogen-Progestagen-Gemisch begonnen, das 10 Tage lang eingenommen wird. Es empfiehlt sich nicht, die Menstruation länger als 10 Tage hinauszuschieben, da Durchbruchsblutungen auftreten können.

Klinische Bedeutung der Wirkungsunterschiede
von Östrogenen und Progestagenen

Östrogene und Progestine haben ein sehr vielfältiges Wirkungsspektrum und beeinflussen sich gegenseitig in ihren Wirkungen in hohem Maße. Dies und die Tatsache, daß in vielen Fällen keine exakten Untersuchungen über die klinische Relevanz pharmakologisch gefundener Wirkungsunterschiede der einzelnen Steroide vorliegen, erschweren die Formulierung fundierter Aussagen erheblich. Die klinische Bedeutung pharmakologischer Wirkungsunterschiede dürfte im wesentlichen auf folgende Punkte beschränkt sein:

a) Die Annahme, daß natürliche Östrogene weniger Nebenwirkungen hervorrufen als artifizielle hat in letzter Zeit das Interesse an ersteren zunehmen lassen. Zur Zeit überwiegt jedoch noch die Verwendung artifizieller Östrogene, ausgenommen im (Post-) Klimakterium, wo konjugierte Östrogene und Östriol einen festen Platz gefunden haben.

b) Nichtsteroidale Östrogene sind wegen ihrer Gefahren und Nebenwirkungen für die Behandlung von Frauen kaum mehr von Interesse.

c) Die artifiziellen Progestine sind wegen ihrer pharmakokinetischen Eigenschaften und vor allem wegen ihrer oralen Wirksamkeit von wesentlich größerer Bedeutung als die natürlichen. Ob Progesteronderivate tatsächlich zu Unrecht vernachlässigt werden, ist noch nicht entschieden.

d) Die Progestagene wurden bis vor wenigen Jahren als weitgehend harmlose Steroide aufgefaßt. Seit Entdeckung ihres Einflusses auf die Lipoproteine erkannte man jedoch ihre potentiellen Gefahren und suchte nach neuen, besseren Verbindungen. Die letzte Generation der Progestagene, die zur Norgestrel-Gruppe gehört (siehe Abb. 4), dürfte zweifellos eine Wende zum Besseren gebracht haben. Zum einen, weil Norgestrelderivate stärker progestativ wirken und deshalb eine geringere Dosierung erlauben; zum anderen, weil sie wesentlich „stoffwechselneutraler" sind; vor allem aber, weil das Fehlen klinisch bedeutsamer androgener Eigenschaften – was für Desogestrel mit Sicherheit nachgewiesen worden ist, für Gestoden mit Wahrscheinlichkeit angenommen und von Norgestimat erwartet werden darf – einen erheblichen Fortschritt darstellt, da diese Progestagene vermutlich weitestgehend frei von atherogenen Effekten sind.

6.2.6 Nebenwirkungen

Im Prinzip ergeben sich die Nebenwirkungen aus den aufgezählten Wirkungen. Manche Progestine können eine Störung des Wohlbefindens und eine depressive Verstimmung hervorrufen bzw. depressive Patienten können eine Verstärkung ihrer Erkrankung erfahren. Mastodynie, Kopfschmerzen, Nausea, Erbrechen, Durchfälle und Verminderung der Libido werden manchmal als Nebenwirkungen beobachtet. Durch Einflüsse auf den Mineralhaushalt und anabole Effekte kann es zur Appetitsteigerung, Gewichtszunahme und zum Fettansatz kommen. Migräne, Asthma, Epilepsie sollen sich unter Progestagenen vereinzelt verschlechtern. Leberfunktionsstörungen wurden beschrieben, und eine Beteiligung am Auftreten von Lebertumoren ist nicht auszuschließen.

Einige Progestine können, in der 8.–13. Schwangerschaftswoche gegeben, zur Maskulinisierung des Fetus (nichtadrenaler Pseudohermaphroditismus) bzw. zur Virilisierung der Frau führen. Diese Gefahr ist bei Progesteronderivaten, beim Allylöstrenol und bei den modernen Progestagenen der letzten Generation nicht zu befürchten. Gleiches gilt für die Einflüsse auf das Lipoproteinprofil; eine HDL-Senkung und LDL-Steigerung, also ein atherogener Effekt ist nur stärker androgen wirkenden Progestagenen eigen. Ob Progestagene tatsächlich zur Hypertonie führen können, ist fraglich und wohl nur in sehr seltenen Fällen zu erwarten.

6.2.7 Kontraindikationen

Da Progestine meist zusammen mit Östrogenen verwendet werden, decken sich die Kontraindikationen weitgehend mit denen der Östrogene. Progestine mit maskulinisierenden Eigenschaften sind in der Schwangerschaft kontraindiziert. Weitere Kontraindikationen sind Ikterus und instabile Zyklen Jugendlicher.

6.2.8 Nachweismethoden

Für den *pharmakologischen* Nachweis der progestativen Wirksamkeit steht eine Anzahl von Methoden zur Verfügung, die noch in der Forschung Anwendung findet (Corner-Allen-Test, Clauberg-Test, Deziduomtest nach McGinty, Hooker-Forbes-Test, Schwangerschaftserhaltungstest).

Ohne auf Einzelheiten einzugehen, seien folgende *klinische* Nachweismethoden aufgeführt:

Kolpozytologie
Außer dem Reifeindex werden noch manchmal der Karyopyknose- und der Eosinophilenindex bestimmt. Sehr viel seltener trifft man auf Angaben über einen „Folded-cell-Index" und einen „Crowded-cell-Index".

Zervixparameter
Gestagene führen zur Verminderung der Zervixschleimbildung. Der Zervixschleim wird trüb, zäh, kaum spinnbar, und es fehlt ihm das Farnkrautphänomen. Die Spermienpenetration ist stark herabgesetzt oder nicht möglich.

Endometrium
Die *Biopsie* zeigt eine sekretorische Umwandlung (Tabelle 31).

Auslösung einer Abbruchblutung: Wird die Behandlung mit Progestagenen abrupt abgebrochen, kommt es zu einer Abbruchblutung, wenn das Endometrium unter dem Einfluß von Östrogenen gestanden hat.

Blutungsstop bei glandulär-zystischer Hyperplasie: Die Progestinwirkung äußert sich in einer Unterdrückung der uterinen Blutung bei glandulär-zystischer Hyperplasie juveniler, geschlechtsreifer, präklimakterischer oder klimakterischer Patientinnen.

Zyklusverschiebung bei normal menstruierenden Frauen: Wird einige Tage vor der zu erwartenden Menstruation ein Progestin in höherer Dosis gegeben, kann das Eintreten der Regelblutung für die Dauer der Progestingabe verhindert werden (siehe Seite 111).

Tabelle 31. Transformationsdosis und Ovulationshemmdosis der Progestagene bei der Frau. (Nach Kuhl 1988)

	Transformationsdosis pro Zyklus	Ovulationshemmdosis täglich
Medroxyprogesteronazetat	50 mg	
Chlormadinonazetat	25 mg	1,7 mg
Cyproteronazetat	20 mg	1,0 mg
Megestrolazetat	30 mg	
Norethisteron	120 mg	0,4 mg
Norethisteronazetat	50 mg	0,5 mg
Lynestrenol	70 mg	2,0 mg
Ethynoldioldiazetat	15 mg	2,0 mg
Norethynodrel	150 mg	4,0 mg
Levonorgestrel	6 mg	60 µg
Desogestrel	2 mg	60 µg
Gestoden	3 mg	30 µg
Norgestimat		0,2 mg

Kaufmann-Aufbau: Amenorrhoischen Patienten kann durch zyklusgerechte Verabfolgung von Östrogenen und Progestinen ein Endometrium aufgebaut werden, das nach Absetzen der Steroidzufuhr abblutet.

Ovulationshemmung
Mit Progestinen gelingt es, hauptsächlich über Hemmung von Hypothalamus und Hypophyse, die Ovulation zu unterdrücken (siehe Tabelle 31). Als Parameter dienen Kontrolle der Gonadotropin-, Pregnandiol- und Östrogenausscheidung, der Veränderung von Endometrium, Zervix, Vagina und Ovarien.

Basaltemperatur
Infolge des zentralen thermogenetischen Effekts von Progestinen ist die Körpertemperatur unmittelbar nach dem morgendlichen Erwachen erhöht.
Auf die Verwendung von *Ultraschall, Laparoskopie* und *Pelviskopie* zur Untersuchung der ovariellen Funktion wird hier nicht eingegangen.

6.2.9 Antiprogestine

Auslösung der Ovulation

Durch Verkürzung des Abstands beider aromatischen Ringe von Stilben auf ein C-Atom entstehen Substanzen mit schwach östrogener und stark antiprogestativer Wirkung (z. B. Cyclofenil). Sie werden als Ovulationsauslöser verwendet.

Erzeugung eines Abortus

Die meisten Säugetiere brauchen Progesteron zur Erhaltung der Schwangerschaft. Daher versucht man, einen Schwangerschaftsabbruch durch Abschwächung oder Verhinderung der progestativen Wirkung zu erzeugen; dies kann durch Hemmung der Progesteronsynthese oder kompetitive Hemmung am Rezeptor oder beides geschehen. *RU 486* (*Mifepriston*) ist ein kompetitiver Antagonist am Progesteronrezeptor und wird als Abortifaziens in der Frühschwangerschaft verwendet. Wird Mifepriston mit Prostaglandinen (PGE_2) kombiniert, kommt es zur Potenzierung der antiprogestativen Wirkung, die Vaginalblutungen werden vermindert, die gastrointestinalen Beschwerden und die Uteruskontraktionen werden geringer als unter Mifepriston allein.

Kontrazeption

Die Erwartungen, welche man in die Antiprogestine zur Kontrazeption gesetzt hatte, wurden enttäuscht. Wegen Blutungsunregelmäßigkeiten ist es nahezu unmöglich, die korrekten Behandlungszeiten in der zweiten Zyklushälfte festzusetzen; daher liegt die Versagerquote zu hoch.

**Interzeption (Kontragestion, „luteal contragestion",
„morning-after pill")**

Mifepriston wirkt auch als Morning-after-Pille. Bei der Mehrzahl der Behandelten kommt es zu einer ziemlich normalen Menstruationsblutung. Der Rest der Frauen zeigt eine Amenorrhö und Infertilität. Diese Behandlung führt zur Unterbrechung der Implantation, also einer frühen Beendigung der Schwangerschaft.

6.3 Androgene

Eine kurze Besprechung der Androgene ist berechtigt, weil sie, wenngleich selten, doch auch zur Behandlung von Frauen verwendet werden.

Chemie, Bildung

Die natürlichen Androgene sind Androstane, also C_{19}-Steroide. Das wichtigste ist das Testosteron (Abb. 5). Testosteron und seine Vorstufen werden im weiblichen Organismus in der Nebennierenrinde, im Ovar und durch periphere Umwandlung aus den Proandrogenen (Androstendion, Dehydroandrosteron) gebildet. Die Synthese steht unter dem Einfluß der Gonadotropine (LH), deren Produktion durch einen negativen, über den Hypothalamus laufenden Feedbackmechanismus von den Androgenen gehemmt wird (daher sind verminderte Östrogenproduktion, Ovulationshemmung und Zyklusstörungen Nebenwirkungen der Androgene). In einigen Geweben wird Testosteron durch eine 5α-Reduktase in das erheblich wirksamere 5α-Dihydrotestosteron umgewandelt.

Die *Produktionsrate* von Testosteron beträgt bei der Frau etwa 0,3 – 0,5 mg/Tag (etwa 50 % durch metabolische Umwandlung aus Androstendion, der Rest wird vom Ovar produziert). Die gesamte Tagesproduktion an Androgenen liegt bei 20 mg. Bei ovariellen Krankheiten, wie dem Stein-Leventhal-Syndrom oder beim adrenogenitalen Syndrom, ist die Sekretion von Androgenen so stark gesteigert, daß eine Virisilierung auftritt.

Im *Plasma* beträgt der Testosteronspiegel etwa 0,04 µg/100 ml. Ähnlich wie die Östrogene zeigt er zyklusartige Schwankungen; man

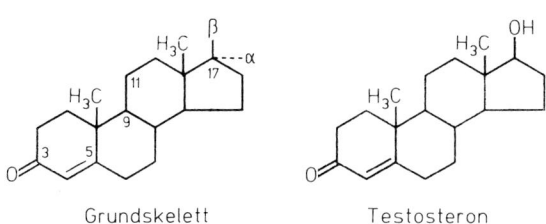

Grundskelett   Testosteron

Abb. 5. Androgene

117

findet ein Minimum während und nach der Menstruation und Maxima in der Zyklusmitte und in der zweiten Zyklushälfte. Während der Schwangerschaft steigt der Testosteronspiegel an; er ist zum Termin oft höher als beim Mann. Wenige Tage post partum fällt er wieder auf den Normalwert zurück.

Nach der Menopause kann es zur Abnahme der Testosteronausscheidung kommen, die aber nie so abrupt erfolgt wie die von Östrogenen.

Testosteron zirkuliert im Plasma zu 99 % gebunden an die Transportproteine, hauptsächlich SHBG, aber auch an Albumin und Transkortin. In der Spätschwangerschaft ist durch die Östrogenwirkung die Konzentration von SHBG erhöht; der Anteil des freien (biologisch aktiven) Testosterons sinkt aber von 0,9 % auf 0,2 % ab, so daß trotz des wesentlich erhöhten Plasmatestosterons eine Virilisierung vermieden wird. Testosteron hemmt die SHBG-Synthese in der Leber; wegen der synthesesteigernden Wirkung der Östrogene ist die SHBG-Konzentration bei der Frau jedoch etwa doppelt so hoch wie beim Mann.

Stoffwechsel

Injiziertes oder oral gegebenes Testosteron wird rasch resorbiert und hauptsächlich in der Leber ab- oder umgebaut. Die Metaboliten sind 17-Ketosteroide (Epiandrosteron, Androsteron und Ätiocholanolon). Sie werden als wasserlösliche Sulfate oder Glukuronide physiologischerweise ohne ausgesprochene zyklische Schwankungen in einer Menge von etwa 10 mg/Tag ausgeschieden. Der größere Teil der 17-Ketosteroide im Harn stammt aber nicht von Testosteron, sondern hauptsächlich von Steroiden der Nebennierenrinde. Eine hohe 17-Ketosteroidausscheidung spricht für eine Nebennierenrindenstörung, eine Virilisierung und normale oder niedrige 17-Ketosteroidausscheidung für Ovarialtumoren. Eine geringe Menge von Androgenen wird zu Östrogenen aromatisiert. Die Halbwertszeit von Testosteron beträgt etwa 10–20 min. Weniger als 6 µg Testosteron werden von der Frau pro Tag im Harn ausgeschieden.

Neben den *natürlichen* Androgenen gibt es *artifizielle steroidale Androgene*. Es handelt sich um alkylierte Steroide und Ester von Steroiden mit unterschiedlich langer Wirkungsdauer.

6.3.1 Indikationen

Peri- und Postmenopause

Reine Androgenpräparate werden selten verwendet. Methyltestosteron und Testosteronundekanoat stehen zur oralen, verschiedene Testosteronester sowie Kristallimplantate, einzeln oder in Kombination, mit unterschiedlich langer Wirkunsdauer, stehen zur parenteralen Anwendung zur Verfügung.

Fixe Kombinationen eines Androgens mit einem Östrogen werden relativ häufig angewandt; es gibt orale und parenterale Präparate. Sie sind meist gut wirksam, vor allem bei verminderter Libido, depressiver Verstimmung und bei Antriebs- und Leistungsschwäche. Ihre Nachteile sind, daß sie meist die Dauer der klimakterischen Symptomatik verlängern und daß nach ihrem Absetzen die Beschwerden verstärkt wieder auftreten; deshalb bekunden die Behandelten mitunter ein suchtähnliches Verlangen nach Fortbesetzung der Therapie. Dazu kommen noch die Nachteile der hormonalen Nebenwirkungen, wie vermehrte Libido und Virilisationserscheinungen durch das Androgen bzw. Brustbeschwerden und Uterusblutungen durch das Östrogen.

Gynäkologische Erkrankungen

Die Verwendung von Androgenen zusammen mit Östrogenen zum Abstillen und bei Frigidität ist überholt.

Metastasierendes Mammakarzinom

Androgene sind, vermutlich über Hypophysenhemmung, bei metastasierendem Mammakarzinom in der Lage, in 20–30% der Fälle Remissionen hervorzurufen, die bis zu 12 Monate dauern können, und zwar auch bei Patientinnen, die auf andere endokrine Maßnahmen nicht mehr ansprechen. Wahrscheinlich besteht eine Abhängigkeit von der Ausstattung des Tumors mit Östrogen- und/oder Progesteronrezeptoren; sind diese vorhanden, wirkt sich offenbar eine endokrine Milieuänderung durch die Androgentherapie positiv aus. Androgene wurden wegen ihrer Nebenwirkungen (Virilisierung, Hyperkalzämie, Libidosteigerung bis zur Nyphomanie) von den anabolen Steroiden weitestgehend verdrängt.

6.3.2 Nebenwirkungen

Nebenwirkungen der androgenen Stoffe sind Zyklusstörungen, Ovulationshemmung und Virilisierung durch höhere Dosen oder bei besonderer Empfindlichkeit. Die Virilisierung beginnt mit Heiser- und Tieferwerden der Stimme (z. T. irreversibel), dann tritt eine zunehmende Behaarung an Armen und Beinen, u. U. selbst am Stamm auf; es kommt zu Bartwuchs, Ausbildung von Akne im Gesicht, Haarausfall (Geheimratsecken), Klitoriswachstum und abnorm gesteigerter Libido; Ödembildung durch Natriumretention ist möglich (Vorsicht bei Leber-, Nieren-, Herzkranken und bei Hypertonus). Im Falle genetischer Disposition und erhöhter Androgenproduktion in Nebennieren und/oder Ovarien kann es zur Glatzenbildung kommen. Metabolische Wirkung auf die Lipoproteinfraktionen im Sinne eines atherogenen Effekts (Absinken von HDL, Steigerung von LDL), aber auch Hypertriglyzeridämie und Hypercholesterinämie sind möglich. Selten wurde von verschlechterter Glukosetoleranz und erhöhter Insulinresistenz berichtet.

Die 17α-alkylierten Steroide können zu Leberfunktionsstörungen und/oder Cholestase führen und sind möglicherweise an der Auslösung von Adenokarzinomen der Leber beteiligt.

Kontraindiziert sind Androgene in der Schwangerschaft (besonders von der 8. bis zur 17. Schwangerschaftswoche).

6.3.3 Antiandrogene

Für die Behandlung von Frauen hat Cyproteron-(6-Chlor-17α-hydroxy-1,2α-methylen-4,6-pregnadien-3,20-dion-17α-)azetat als Antiandrogen besondere therapeutische Bedeutung erlangt.

Cyproteronazetat wirkt stark progestativ und ist ein kompetitiver Antagonist von Dihydrotestosteron; es verhindert die Androgenwirkung dadurch, daß es die Komplexbildung zwischen 5α-Dihydrotestosteron mit dem intrazellulären Rezeptor unterbindet. Als Arzneimittel hat es sich zur Behandlung von Symptomen einer Virilisierung entweder allein oder in Kombination mit einem Östrogen (z. B. in einem oralen Kontrazeptivum) bewährt. Günstige Einflüsse werden auch bei Mädchen mit Pubertas praecox gesehen. Die Cyproteroneffekte sind reversibel.

Das Progestagen Chlormadinonazetat besitzt gleichfalls eine antiandrogene Wirkung.

Hormonelle Therapie bei Hyperandrogenämie

Vermehrte Androgenproduktion geht oft mit Zyklusstörungen und Anovulation einher.

Cyproteron allein oder mit einem Östrogen hat sich zur Behandlung der hyperandrogenämischen Ovarialinsuffizienz bewährt. Wegen der Gefahr einer Feminisierung männlicher Feten darf diese Therapie jedoch nur bei Patientinnen ohne Kinderwunsch durchgeführt werden.

GnRH-Analoga, Clomifen, GnRH, Östradiol: Liegt gleichzeitig ein polyzystisches Ovar vor, so steht die Normalisierung der LH-FSH-Ratio im Vordergrund. Neben der endoskopischen Stichelung bzw. Teilresektion des Ovars haben sich die GnRH-Analoga als therapeutisch effektvoll erwiesen. Nach der Downregulation der partiellen Hypergonadotropinämie muß allerdings ein gonadotroper Zyklus aufgebaut werden. Dies ist meist schon 2 Wochen nach Verabreichung des GnRH-Analogons möglich und wird mittels Menopausengonadotropin oder z. B. Clomifen vorgenommen. Eine pulsatile GnRH-Behandlung scheint sich besonders, aber nicht ausschließlich, bei Clomifenresistenten zu bewähren (vgl. auch Seite 25, 26).

Die hypophysäre Downregulation und damit die Normalisierung der LH-FSH-Ratio kann auch mit Östradiol (transdermal) versucht werden. Dabei scheint die kontinuierliche perkutane Östrogenzufuhr eine Downregulation der Hypophyse zu bewirken, so daß Patientinnen, die zunächst auf einen Ovulationsauslöser nicht angesprochen haben, auf die nachfolgende Behandlung mit einem Ovulationsauslöser mit einer Eizellreitung reagieren.

Östriol (lokal, intravaginal) kann androgenetisches Effluvium therapeutisch beeinflussen (Haarausfall nimmt oft auch während der Schwangerschaft – hoher Östriolspiegel – ab).

Glukokortikoide können durch Suppression der Androgene über ACTH-Hemmung bei Hirsutismus oder kongenitaler adrenaler Hyperplasie mit Mangel an verschiedenen Hydroxylasen, anovulatorischen Zyklen mit erhöhten Androgenspiegeln und erhöhter 17-Ketosteroidausscheidung wirksam sein.

Tabelle 32. Anabole Steroide

17α-Alkylierte	17β-Ester
Stanozolol	Nandrolon
Oxymetholon	Phenylpropionat
Norethandrolon	Decanoat
Ethylestrenol	Hydroxyzyklopentylpropionat
(Methyltestosteron)	Hexyloxyphenylpropionat
	Zyklohexylpropionat
	Chlorazetat
	Methenolon
	Azetat
	Oenanthat

6.4 Anabolika

Anabolika sind artifizielle Derivate der Androgene, die sich von letzteren dadurch unterscheiden, daß ihre eiweißanabole Wirkung erheblich stärker und ihre androgene wesentlich schwächer ausgeprägt ist.

Chemie, Pharmakokinetik

Zwei chemische Gruppen lassen sich unterscheiden (Tabelle 32).

17α-alkylierte Steroide: Sie sind oral und meist nur kurz wirksam, häufig auch progestativ.

17β-Ester von Steroiden: Sie eignen sich vornehmlich für die parenterale Applikation, haben eine länger anhaltende Wirkung und sind kaum progestativ. Die Wirkung der Nandrolonester nimmt mit der Länge des Esters ebenso zu, wie die Resorptionsgeschwindigkeit aus dem Depot abnimmt.

6.4.1 Indikationen

Metastasierendes Mammakarzinom

Anabolika sind mindestens ebenso wirksam wie die Androgene. Nebenwirkungen verursachen sie jedoch viel seltener und nur in hohen Dosen.

Postmenopausale Osteoporose

Eine rasch einsetzende Besserung von subjektiven Beschwerden bei Osteoporose war als Effekt der Anabolika seit langem bekannt und wurde therapeutisch vielfach genutzt. Daß Anabolika (hauptsächlich Nandrolonester) auch zur objektivierbaren Besserung einer bestehenden Osteoporose führen können, wurde indes erst kürzlich erwiesen. Sie vermindern den Knochenabbau, bewirken eine Zunahme der Knochenmasse und setzen offensichtlich auch die Frakturhäufigkeit herab. Der therapeutische Effekt auf die Knochenmasse wird durch einen positiven Einfluß auf die Muskelmasse verstärkt. Die klinischen Befunde werden durch tierexperimentelle Ergebnisse gestützt.

Ein endgültiges Urteil über Nutzen und Anwendungsart anaboler Steroide bei Osteoporose kann zwar noch nicht gefällt werden, doch spricht vieles dafür, daß sie zu den wenigen Arzneimitteln zählen, die eine bestehende postmenopausale Osteoporose therapeutisch beeinflussen können.

6.4.2 Nebenwirkungen

Androgene Wirkung: Die virilisierenden Nebenwirkungen decken sich mit den für die Androgene beschriebenen. Im Unterschied zu ihnen treten sie jedoch wesentlich seltener, meist mit geringerer Intensität, hauptsächlich bei androgenempfindlichen Frauen auf, vor allem bei Dosen, die höher liegen als die empfohlenen.

Progestative Wirkung: 17α-alkylierte Steroide können zu Zyklusanomalien und nach Absetzen zu einer Abbruchblutung führen.

Hepatische Wirkung: Von den 17α-alkylierten Steroiden wurde das häufige Auftreten von veränderten Leberfunktionstests, vereinzelt auch von intrahepatischer Cholestase beschrieben. Bei langer Zufuhr ist ein kausaler Zusammenhang mit dem Entstehen benigner, vielleicht sogar maligner Lebertumoren sowie der Peliosis hepatis nicht auszuschließen. Derartige Nebenwirkungen auf die Leber sind von den Steroidestern nicht zu erwarten.

Metabolische Wirkung: Bei langdauernder, hochdosierter Anabolikagabe kann es zur Hypertriglyzeridämie, zum Absinken von HDL-

Cholesterin, des ApoA1/Apo2 Quotienten und zum Ansteigen von LDL-Cholesterin, also einem atherogenen Lipidprofil, kommen. Die Auswirkungen solcher Lipidverschiebungen auf das Gefäßsystem sind jedoch, wenn überhaupt, erst nach Jahren oder Jahrzehnten zu erwarten, so daß sie für die meist betagten Osteoporosepatientinnen (und nur diese kommen für eine Langzeittherapie in Frage) wohl eher eine untergeordnete Rolle spielen dürften.

6.5 Relaxin

Hisaw beschrieb 1926, daß Ovarextrakte die Symphyse des Meerschweinchens erweitern (Geburtserleichterung). Er nannte den verantwortlichen Stoff Relaxin. Dieses Polypeptid, dessen Struktur von Schwabe et al. 1976/77 aufgeklärt wurde, besteht aus zwei Ketten zu 22 und 30 Aminosäuren, die durch zwei Zystin-S-S-Gruppen verbunden sind. Es gibt biologische und radioimmunologische Bestimmungsmethoden. Relaxin wird offenbar im Gelbkörper und in der Plazenta gebildet. Bei Nichtschwangeren fand man sehr niedrige Werte. Sie steigen vor dem Geburtstermin steil an und sinken bereits während der Geburt wieder ab.

Es wurde berichtet, daß vor der Geburt in Form eines Gels vaginal appliziertes Schweinerelaxin eine Reifung der Zervix bewirken soll.

Arzneimittel, die Relaxin als Wirkstoff enthalten, sind nicht bekannt.

7 Prostaglandine

Geschichte

Kurzrok und Lieb beschrieben 1930 zum ersten Mal biologische Wirkungen von Samenflüssigkeit des Menschen auf den menschlichen Uterus. Wenig später wurden ausgedehntere Untersuchungen darüber von Goldblatt (1933) und von Euler (1934) veröffentlicht; von Euler fand, daß der Wirkstoff eine fettlösliche Säure ist, und nannte ihn Prostaglandin.

Die zunehmende Verwendung der Prostaglandine (PG) in der Geburtshilfe rechtfertigt eine kurze Besprechung dieser wohl als Gewebehormone („autocoids") zu bezeichnenden, allem Anschein nach biologisch außerordentlich wichtigen und in letzter Zeit vielfältigst untersuchten Stoffe.

Chemie

Prostaglandine sind zyklische Polyen-Fettsäuren mit 20 Kohlenstoffatomen. Ihr Grundskelett ist die hypothetische, aus einem Zyklopentanring und zwei aliphatischen Ketten bestehende Prostansäure (Abb. 6). Die Unterteilung der PG in Hauptklassen (A–I) bezieht sich auf die Substitutionen des Fünferrings, das Subskript 1–3 auf die Doppelbindungen in den Seitenketten und die Säure, von der sie sich ableiten; α bzw. β geben die sterische Form an, also die Stellung der OH-Gruppe an C9. Als Primärprostaglandine bezeichnet man die E- und F-Klasse.

Die *Bildung* der PG erfolgt – dem Bedarf entsprechend – in nahezu allen Geweben, hauptsächlich aus der in Phospholipiden der Zellmembran und anderen komplexen Lipiden gespeicherten Arachidonsäure (5,8,11,14-Eikosatetraensäure). Prostaglandine, Thromboxane, Prostazyklin und Leukotriene sind Metaboliten der Arachidonsäure und werden als Eikosanoide bezeichnet. Die Bildung der Arachidonsäure, einer essentiellen Fettsäure, wird durch die membranständige A_2-

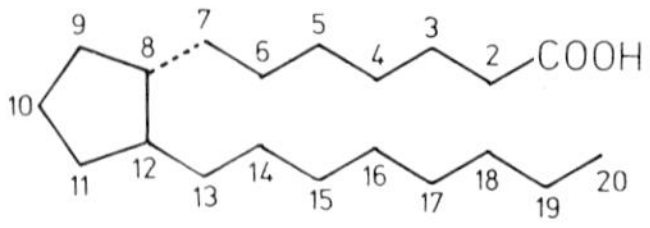

(hypothetische) Prostansäure

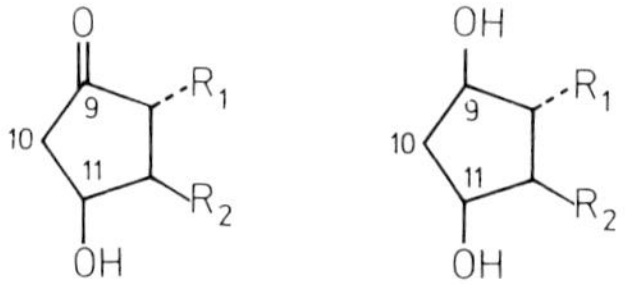

PGE   PGF_α

Abb. 6. Prostaglandine

Phospholipase katalysiert, deren Aktivität durch Östrogene stimuliert und durch Progesteron gehemmt wird. Nichtsteroidale Antiphlogistika wirken aufgrund einer Hemmung der PG-Synthese, Glukokortikoide sind entzündungshemmend durch Verminderung der Phospholipase-A_2-Aktivität durch Bildung von Lipomodulin.

Zur *Pharmakokinetik* ist zu sagen, daß die PG ihre Wirkungen als wichtige Biomodulatoren in sehr geringer Konzentration, und zwar am Bildungsort, entfalten. Es ist unwahrscheinlich, daß sie physiologischerweise höhere Plasmakonzentrationen erreichen. Der Abbau der PG in biologisch kaum wirksame Metaboliten erfolgt sehr rasch (innerhalb von Minuten) im ganzen Körper, besonders schnell und gründlich in der Lunge.

Die *pharmakodynamischen Wirkungen* der PG sind außerordentlich vielfältig und in Abhängigkeit von Dosis und PG-Art oft gegensätzlich. Sie erstrecken sich auf Herz, Kreislauf, Blutdruck, Blutgerinnung, Lunge, Magen-Darm-Trakt, Zentralnervensystem, Niere, Harnblase und das Endokrinium; PG sind aber auch maßgeblich an Entzündungsprozessen beteiligt und spielen bei Erkrankungen der Haut, des Zahnhalteapparats, des immunologischen Systems, der Augen und vielleicht auch bei Tumoren eine Rolle. Für diese Abhandlung ist jedoch der wichtige regulierende Einfluß der PG auf die weibliche Fortpflanzungsfunktion – der übrigens nicht ausschließlich über Rezeptorbindung verlaufen soll – von besonderem Interesse. Er reicht bei physiologischen Prozessen von der Bildung und Freisetzung der Gonadotropine über die Follikelreifung, Ovulation, Luteolyse (gesichert nur beim Tier), Tuben- und Uterusfunktion bis zum Geburtsvorgang (die PG-Synthese ist am Ende der Schwangerschaft, besonders während der Wehen, vervielfacht; PG führen zur zervikalen Reifung; sie sind die stärksten Stimulatoren des schwangeren Uterus und synchronisieren die Wehen durch ihre sogenannte „gap junction"). Im pathologischen Bereich werden PG u. a. für die Dysmenorrhö (PG-Überproduktion) und die Gestosen (Störung des Prostazyklin-Thromboxan-Gleichgewichts) mitverantwortlich gemacht. Dies alles spiegelt sich in der medizinischen Verwendung von PG und ihren artifizellen Derivaten bei der Frau wider.

7.1 Indikationen

Das Anwendungsgebiet für PG und ihre Derivate ist noch nicht endgültig festgelegt und einheitlich anerkannt. Die nachstehenden Indikationen werden jedoch bei entsprechender Sorgfalt durch strenge Beachtung der Anwendungsvorschriften, der Angaben über Verträglichkeit, Neben- und Wechselwirkungen sowie der Gegenanzeigen für gerechtfertigt gehalten.

Im ersten Trimenon

– Schwangerschaftsabbruch vor dem 49. Tag der Amenorrhö („menstrual regulation"), Applikation intravaginal, intramuskulär. Geringere Nebenwirkungen werden mit PG-Derivaten und durch Kombination mit dem Progesteronantagonisten RO 486 erzielt. Problematische Indikation nicht so sehr in medizinischer als in ethisch-moralischer und gesellschaftlich-sozialer Hinsicht.

– Zervixreifung („priming", „softening") vor mechanischer Aufdehnung. Applikation vaginal, intramural-zervikal, intrazervikal, intramuskulär. *Cave:* Zur Vorbereitung für die Weheneinleitung bei lebendem Kind am Termin sind ausschließlich natürliche Präparate zu verwenden!

– Tubargravidität. Applikation lokal und systemisch. Noch im Untersuchungsstadium.

Im zweiten und dritten Trimenon

– Abortinduktion. Applikation am 1. Tag lokal (retroamnial, endo-zervikal, perizervikal, intravaginal), nötigenfalls am 2. Tag systemisch (intravenös, intramuskulär, intra- oder extraamniotisch). Bei intakter Schwangerschaft, Blasenmole, verhaltenem Abort, intrauterinem Fruchttod.

Geburtseinleitung am Termin
Intravaginal (nur bei reifer Zervix), intrazervikal, intravenös.

Atonische Blutung post partum
Intravenös, intramuskulär, intramyometral.

Nach den derzeitigen Erfahrungen nimmt die Bedeutung der Indikationen in nachstehender Reihenfolge ab: Zervixreifung, Geburtseinleitung, postpartale Blutung, Abortuseinleitung im zweiten Trimenon, Menstruationsinduktion, Tubargravidität.

Für Behandlungszwecke stehen PG in Form von Lösungen, Tabletten und Gelen zur Verfügung. Die Wirkstoffe sind entweder natürlich vorkommende Prostaglandine (PGE_2, $PGF_{2\alpha}$) oder artifizielle PG-Analoga, von denen bereits eine zweite Generation in Anwendung bzw. Erprobung ist. Die PG-Analoga zeichnen sich durch unterschiedliche, (uterus-)selektivere, stärkere, länger anhaltende Wirkungen und geringere unerwünschte Begleitwirkungen aus. Da die lokale Applikation das Risiko von Nebenwirkungen herabsetzt, wird sie in letzter Zeit zunehmend bevorzugt.

7.2 Nebenwirkungen

Sowohl die Liste der unerwünschten Nebenwirkungen als auch die der Kontraindikationen ist aufgrund des außergewöhnlich großen Wirkungsspektrums der PG umfangreich.

Als *Nebenwirkungen* wurden beschrieben: Übelkeit, Erbrechen, Bauchkrämpfe, Durchfall, Kopfschmerzen, Hitzewallungen, Fieber, Schüttelfrost, Bronchospasmus, Blutdruckabfall, Kreislaufkollaps, erhöhter Druck im Lungenkreislauf, Lungenödem, Krämpfe, Reizung an der Injektionsstelle, Uterushypertonie, Überstimulierung von Uteruskontraktionen, Uterusruptur; beim Fetus: Bradykardie, Verschluß des Ductus arteriosus, Beeinträchtigung der Nierendurchblutung.

Relative Kontraindikationen sind deshalb spastische Bronchitis, Asthma, Glaukom, zerebrale Krampfbereitschaft, zerebrale Durchblutungsstörungen, Hypertonie, vorgeschädigtes Herz, Diabetes, Leber- und Nierenfunktionsstörungen, Thyreotoxikose, Colitis ulcerosa, Magen-Darm-Ulkus, akute gynäkologische Erkrankungen, vorausgegangene Uterusoperationen, Unerwünschtsein von Uteruskontraktionen über längere Zeit und Überempfindlichkeit gegenüber Oxytocica.

Literatur

Filshie M, Guillebaud J (eds.) (1989) Contraception: Science and practice. Butterworth, London

Forth W, Henschler D, Rummel W (Hrsg) (1987) Allgemeine und spezielle Pharmakologie, 5. Aufl. Bibliographisches Institut, Mannheim Wien Zürich

Goodman LS, Gilman A (eds) (1980) The pharmacological basis of therapeutics, 6th edn. Macmillan, New York

Greenspan FS, Forsham PH (1984) Basic and clinical endocrinology. Lange, Los Altos

Haller U, Kubli F, Husslein P (Hrsg) (1988) Prostaglandine in Geburtshilfe und Gynäkologie. Springer, Berlin Heidelberg New York

Hammerstein J (1988) Orale Kontrazeptiva: Klinische Pharmakologie, Zusammensetzung, Präparatewahl. In: Kopera H (Hrsg) Empfängsniverhütung mit Steroiden. Hollinek, Wien, S 57–77

Huber J (1988) Fragen der Kontrazeption. Enke, Stuttgart

Huber J (1989) Klimakterium, Diagnose und Therapie. Grosse, Berlin

Jasonni VM, Nenci I, Flamigni C (eds) (1983) Steroids and endometrial cancer. Raven, New York (Progress in cancer research and therapy, vol 25)

Keep PA van, Lauritzen C (eds) (1973) Ageing and estrogens. Karger, Basel (Frontiers of hormone research, vol 2)

Keep PA van, Lauritzen C (eds) (1975) Estrogens in the postmenopause. Karger, Basel (Frontiers of hormone research, vol. 3)

Keep PA van, Davis KE, de Wied D (eds) (1987) Contraception in the year 2001. Elsevier, Amsterdam, New York, Oxford (International congress series 759)

Kopera H (Hrsg) (1988) Empfängnisverhütung mit Steroiden. Hollinek, Wien

Kopera H, Utian WH (eds) (1990) 25 years of hormone replacement therapy. Maturitas 12:159–319

Kuemmerle HP, Hitzenberger G, Spitzy KH (Hrsg) (1986) Klinische Pharmakologie, 4. Aufl. Ecomed, Landsberg

Kuhl H (1988) Progestagene zur Empfängnisverhütung. In: Kopera H (Hrsg) Empfängnisverhütung mit Steroiden. Hollinek, Wien, S 37–56

Kuhl H, Taubert HD (1987) Das Klimakterium. Pathophysiologie, Klinik, Therapie. Thieme, Stuttgart, New York

Kuschinsky G, Lüllmann H (1987) Kurzes Lehrbuch der Pharmakologie und Toxikologie, 11. Aufl. Thieme, Stuttgart New York

Labhart A (1986) Clinical endocrinology, 2nd edn. Springer, Berlin, Heidelberg, New York

Lauritzen C (1973) The management of the premenopausal and postmenopausal patient. In: Keep PA van, Lauritzen C (eds) Ageing and estrogens. Karger, Basel (Frontiers of hormone research, vol 2)

Lauritzen C (1988) Östrogene zur Empfängnisverhütung. In: Kopera H (Hrsg) Empfängnisverhütung mit Steroiden. Hollinek, Wien, S 23–35

Lauritzen C, van Keep PA (eds) (1978) Estrogen therapy. The benefits and risks. Karger, Basel (Frontiers of hormone research, vol. 5)

Minne HW (1988) Östrogen/Gestagen-Substitution während und nach den Wechseljahren. Endokrinologie-Informationen 2, S 49–52

Runnebaum B, Rabe T, Kiesel L (eds) (1988) Female contraception. Update and trends. Springer, Berlin Heidelberg New York

Schindler AE (Hrsg) (1986) Prävention in Gynäkologie und Geburtshilfe. Terramed, Überlingen

Tausk M, Thijssen JHH, van Wimersma Greidanus TB (1986) Pharmakologie der Hormone, 4. Aufl. Thieme, Stuttgart New York

Wied D de, van Keep PA (eds) (1980) Hormones and the brain. MTP Press, Lancaster

Wilson JD, Forster DW (eds) (1985) Williams textbook of endocrinology, 7th edn. Saunders, Philadelphia London

Zichella L, Whitehead M, van Keep PA (eds) (1987) The climacteric and beyond. Parthenon, Carnforth

Anhang: Hormonpräparate

Dieses Präparateverzeichnis ist eine Zusammenstellung ohne Anspruch auf Vollständigkeit und ohne Wertung von Handels-präparaten gleichen Inhalts (*D* Bundesrepublik Deutschland, *A* Österreich, *CH* Schweiz)

Wirkstoff(e)	Hersteller	Handelsform	Handelsname D	A	CH
Releasinghormone					
Gonadotropin-Releasing-Hormon (GnRH = LHRH)	Serono	Inj.	GnRH Serono	–	Relisorm L
Gonadotropin-Releasing-Hormon (GnRH = LHRH)	Ferring	Inj.	LH-RH	–	–
Gonadotropin-Releasing-Hormon (GnRH = LHRH)	Hoechst	Inj.	Relefact LH-RH	–	–
Gonadorelinacetat	Ferring	Inj.	Lutrelef	–	Lutrelef

Wirkstoff(e)	Hersteller	Handelsform	Handelsname		
			D	A	CH
GnRH-Analoga					
Buserelin	Behringwerke	Inj.	Suprefact pro injectione	Suprefact pro injectione	–
Buserelinacetat	Behringwerke	Nas. spray	Suprefact nasal	Suprefact nasal	–
Triptorelinacetat	Ferring	Inj.	Decapeptyl	–	–
Triptorelinacetat	Ferring	Inj.	Decapeptyl Depot	Decapeptyl Depot	Decapeptyl retard
Gonadorelin, synth.	Hoechst	Nas. lös.	Kryptocur	Kryptocur	Kryptocur
Leuprovelinacetat	Abbott	Inj.	Carcinil	–	–
Goserelinacetat	ICI	Implant.	Zoladex	Zoladex Depot	–

Wirkstoff(e)	Hersteller	Handelsform	Handelsname		
			D	A	CH
Gonadotropine					
Human Menopausal Gonadotropin (HMG) aus Postmenopausenharn (FSH + LH)	Organon	Inj.	Humegon	Humegon	Humegon
Human Menopausal Gonadotropin (HMG) aus Postmenopausenharn (FSH + LH)	Serono	Inj.	Pergonal	Pergonal	Pergonal
FSH aus Postmeno-pausenharn	Serono	Inj.	Fertinorm	Fertinorm	Metrodin
Choriongonadotropin (HCG)	Organon	Inj.	Predalon	Pregnyl	
Choriongonadotropin (HCG)	Serono	Inj.	Pregnesin	–	
Choriongonadotropin (HCG)	Schering	Inj.	Primogonyl	Primogonyl	
Choriongonadotropin (HCG)	Ferring	Inj.	Choragon	–	

Wirkstoff(e)	Hersteller	Handelsform	Handelsname		
			D	A	CH
Pregnandienisoxazol	Winthrop	Kps.	**Danazol** Winobanin	Danokrin	Danatrol

Prolactinhemmer (Dopaminagonisten)

Wirkstoff(e)	Hersteller	Handelsform	D	A	CH
Bromocriptin	Sandoz	Tbl., Kps.	Pravidel	Parlodel	Parlodel
Bromocriptinmethan-sulfonat	Serono	Tbl.	–	–	Serocryptin
Lisuridhydrogenmaleat	Schering	Tbl.	Dopergin	Dopergin	–

Vasopressin

Wirkstoff(e)	Hersteller	Handelsform	D	A	CH
Vasopressin	Parke-Davis	Inj.	Pitressin	Pitressin-Tannat	–

Wirkstoff(e)	Hersteller	Handelsform	Handelsname D	A	CH
Oxytocin					
Oxytocin	Hoechst	Inj.	Orasthin	–	–
Oxytocin	Hoechst	Inj.	Orasthin stark	–	–
Oxytocin	Sandoz	Inj., Spray	Syntocinon	Syntocinon	Syntocinon
Oxytocin	Parke-Davis	Tbl.	Pitocin Buccal	Pitocin	–
Oxytocin	Ferring	Inj.	Oxytocin Ferring	–	–
Östrogene					

1. Mikronisierte natürliche Östrogene

Wirkstoff(e)	Hersteller	Handelsform	Handelsname D	A	CH
Östriol	Organon	Tbl., Ov. Creme	Ovestin	Ovestin	Ovestin
Östriol	Cilag	Ov., Vaginalcr.	Ortho-Gynest	Ortho-Gynest	Ortho-Gynest
Östriol	Fink	Tbl.	Klimax-E	–	–
Östriol	Wolff	Filmtbl.	Ovo-Vinces 2000	–	–
Östriol	Merck	Tbl.	–	Östriol „Merck"	–
Östriol	Pharmacia	Tbl.	–	–	Klimadoral
Östriol	Novo	Tbl.	Estrifam	Estrofem	Estrofem
+ Östradiol	Novo	Tbl.	Estrifam forte	Estrofem forte	Estrofem forte

Wirkstoff(e)	Hersteller	Handelsform	Handelsname		
			D	A	CH
2. Konjugierte natürliche Östrogene					
Östronsulfat + Equilinsulfat	Klinge	Drg.	Conjugen	Conjugen	Conjugen
nat. konj. Östrogene	Mack	Kps.	Oestrofeminal	Oestro-Feminal	Oestro-Feminal
nat. konj. Östrogene	Kali-Chemie	Drg.	Presomen	Premarin 1,25 mg	–
nat. konj. Östrogene	Kali-Chemie	Drg.	Presomen-mite	Premarin 0,625 mg	–
nat. konj. Östrogene	Kali-Chemie	Drg.	Presomen spezial	–	–
nat. konj. Östrogene	v. Heyden	Drg.	Transannon	–	Transannon
nat. konj. Östrogene	v. Heyden	Drg.	Transannon mite	–	–
nat. konj. Östrogene	Wyeth	Drg.	–	–	Premarin

3. Steroidale artifizielle Östrogene

Wirkstoff(e)	Hersteller	Handelsform	Handelsname		
			D	A	CH
Östriolsuccinat	Nourypharma	Tbl.	Synapause	–	–
Östradiolbenzoat	Schering	Inj.	Progynon B oleosum	Progynon B oleosum	–
Östradiolundecylat	Schering	Inj.	–	–	Progynon Depot 100 mg
Östradiolvalerat	Schering	Trp.	Progynova	–	Progynova
Östradiolvalerat	Schering	Drg.	Progynova 21	Progynova Drg.	–
Östradiolvalerat	Schering	Drg.	Progynova 21 mite	Progynova mite Drg.	Progynova mite
Östradiolvalerat	Schering	Inj.	Progynon-Depot	Progynon-Depot	Progynon Depot 10 mg
Östradiolvalerat + Östriol	Asche	Drg.	Neo-Östrogynal	–	–
Äthinylöstradiol (Ethinylestradiol)	Schering	Tbl.	Progynon C und in den meisten oralen Kontrazeptiva	Progynon C und in den meisten oralen Kontrazeptiva	Progynon C und in den meisten oralen Kontrazeptiva
Mestranol			In einigen oralen Kontrazeptiva	In einigen oralen Kontrazeptiva	In einigen oralen Kontrazeptiva

Wirkstoff(e)	Hersteller	Handelsform	Handelsname D	A	CH
4. Transdermal wirkende Östrogene					
Östradiol	Geigy	Membranpflaster	Estraderm TTS	Estraderm TTS	Estraderm TTS 50
Östradiol	Geigy	Membranpflaster	Estraderm TTS 25	Estraderm TTS 25	Estraderm TTS 25
Östradiol	Geigy	Membranpflaster	Estraderm TTS 100	Estraderm TTS 100	Estraderm TTS 100
Östradiol	Golaz	Gel	–	–	Oestrogel
5. Nichtsteroidale artifizielle Östrogene (Stilbene)					
Diäthylstilböstrol	a.H.	–	–	–	–

Antiöstrogene zur Tumorbehandlung

Wirkstoff(e)	Hersteller	Handelsform	Handelsname D	A	CH
Tamoxifen	Nourypharma	Tbl.	Nourytam	–	–
Tamoxifen	ICI	Tbl.	Nolvadex	Nolvadex	Nolvadex
Tamoxifen	Farmitalia	Tbl.	Kessar	–	Kessar
		u.v.a. Tamoxifenpräparate			

Wirkstoff(e)	Hersteller	Handelsform	Handelsname		
			D	A	CH

Antiöstrogene zur Ovulationsinduktion

Wirkstoff(e)	Hersteller	Handelsform	D	A	CH
Epimestrol	Organon	Tbl.	Stimovul	–	–
Clomifencitrat	Merrell	Tbl.	Dyneric	–	Clomid
Clomifencitrat	Serono	Tbl.	Pergotime	–	Serophene
Cyclofenil	Schering	Tbl.	Fertodur	–	–

Progestine

1. Natürliches Progesteron					
Progesteron	Nourypharma	Gel	Progestogel	–	–
Progesteron	Golaz	Gel	–	–	Progestogel
Progesteron	Golaz	Kaps.	–	–	Utrogestan
2. Nortestosteronderivate					
Lynestrenol	Organon	Tbl.	Orgametril	Orgametril	Orgametril
Allylestrenol	Organon	Tbl.	Gestanon	Gestanon	Gestanon
Norethisteronacetat	Schering	Tbl.	Primolut-Nor	Primolut-Nor	Primolut-Nor

141

Wirkstoff(e)	Hersteller	Handelsform	Handelsname		
			D	A	CH
3. Progesteronderivate					
Medroxyprogesteronacetat (MPA)	Upjohn	Tbl., Susp., Inj.	Clinovir	–	Provera
Medroxyprogesteronacetat (MPA)	Upjohn	Inj.	Depo-Clinovir	Depot-Provera	Depot-Provera
Medroxyprogesteronacetat (MPA)	Upjohn	Tbl.	Clinofem	Provera	Prodafem
Medroxyprogesteronacetat (MPA)	Farmitalia	Tbl., Susp.	Farlutal	Farlutal	Farlutal
Medroxyprogesteronacetat (MPA)	Hexal	Tbl.	MPA-Hexal	–	–
Cyproteronacetat (CPA)	Schering	Tbl.	Androcur	Androcur	Androcur
Chlormadinonacetat (CMA)	Merck	Tbl.	Gestafortin	–	–
Hydroxyprogesteron-caproat	Schering	Inj.	Proluton Depot	Proluton Depot	Proluton Depot
Gestonoroncaproat	Schering	Inj.	Depostat	Depostat	Depostat
Dydrogesteron	Duphar	Tbl.	Duphaston	Duphaston	Duphaston
Medrogeston	Kali-Chemie	Tbl.	Prothil	–	–
Medrogeston	Arcana	Tbl.	–	Colpron	–
Medrogeston	Wyeth	Tbl.	–	–	Colpro

Wirkstoff(e)	Hersteller	Handelsform	Handelsname		
			D	A	CH
Kombinationspräparate zur Therapie					
EE + Norethisteronacetat	Asche	Drg.	Neo-Gestakliman sine	–	–
EE + Norethisteronacetat	Schering	Drg.	Östro-Primolut	Östro-Primolut	–
EE + Norethisteronacetat	Schering	Tbl.	Prosiston	–	–
EE + Norethisteronacetat	Schering	Tbl.	Primosiston	Primosiston	Primosiston
EE + Norgestrel	Schering	Drg.	Duoluton	–	–
Östradiolbenzoat + Hydroxyprogesteron-caproat	Schering	Inj.	Primosiston	Östrolut	Primosiston
Östradiolvalerat + Hydroxyprogesteron-caproat	Schering	Inj.	Gravibinon	Gravibinon	Gravibinon

Wirkstoff(e)	Hersteller	Handelsform	Handelsname D	A	CH
Zweiphasenpräparate zur Therapie					
EE + Desogestrel	Nourypharma	Tbl.	Cyclosa	–	–
EE + Lynestrenol	Nourypharma	Tbl.	Nuriphasic	–	–
EE + Norethisteronacetat	Schering	Drg.	Progylut	–	–
Mestranol + Chlormadinonacetat	Grünenthal	Drg.	Eunomin	–	–
Östradiolvalerat + Östriol + Levonorgestrel	Wyeth	Drg.	Cyclo-Menorette	–	
Östradiol + Östriol + Levonorgestrel	Asche	Drg.	Cyclo-Östrogynal	–	–
Östradiolvalerat + Norgestrel	Schering	Drg.	Cyclo-Progynova	Cyclacur	Cyclacur
nat. konj. Östrogene + Medrogeston	Kali-Chemie	Drg.	Presomen compositum	–	Premarin plus 1,25
nat. konj. Östrogene + Medrogeston	Kali-Chemie	Drg.	Presomen 0,6 compositum	–	Premarin plus 0,625
Östradiol + Östriol + Norethisteronacetat	Novo	Drg.	Trisequens	Trisequens	Trisequens
Östradiol + Östriol + Norethisteronacetat	Novo	Drg.	Trisequens forte	Trisequens forte	Trisequens forte

Progestagen	Östrogen	Präparate-Typ	Hersteller	Handelsform	Handelsname		
					D	A	CH
Hormonale Kontrazeptiva							
Desogestrel	EE	NP	Nourypharma	Tbl.	Oviol 22	—	Oviodol
Desogestrel	EE	NP	Nourypharma	Tbl.	Oviol 28	—	—
Desogestrel	EE	1 P	Organon	Tbl.	Marvelon	Marvelon	Marvelon
Desogestrel	EE	1 P	Organon	Tbl.	—	Mercilon	Mercilon
Ethinodioldiacetat	EE	1 P	Searle	Tbl.	—	—	Ovulen 50
Gestoden	EE	1 P	Schering	Drg.	Femovan	Gynovin	Gynera
Gestoden	EE	1 P	Wyeth	Drg.	Minulet	Minulet	Minulet
Gestoden	EE	3 ST	Schering	Drg.	—	—	Milvane
Gestoden	EE	3 ST	Wyeth	Drg.	—	—	Tri-Minulet
Norgestimat	EE	1 P	Cilag	Tbl.	Cilest	Cilest	Cilest
Levonorgestrel	EE	1 P	Brenner-Efeka	Drg.	Femranette	—	—
Levonorgestrel	EE	1 P	Schering	Drg.	Ediwal 21	Micro-gynon 50	Micro-gynon 50
Levonorgestrel	EE	1 P	Schering	Drg.	Micro-gynon 21	Micro-gynon 30	Micro-gynon 30
Levonorgestrel	EE	1 P	Schering	Drg.	Micro-gynon 28	—	—
Levonorgestrel	EE	1 P	Schering	Drg.	Neo-gynon 21	Neogynon	Neogynon
Levonorgestrel	EE	1 P	Schering	Drg.	Neo-gynon 28	—	—

Progestagen	Östrogen	Präparate-Typ	Hersteller	Handelsform	Handelsname D	A	CH
Levonorgestrel	EE	1 P	Wyeth	Drg.	Neo-Stediril	Neo-Stediril	Neo-Stediril
Levonorgestrel	EE	1 P	Wyeth	Drg.	Stediril 30	—	Stediril 30
Levonorgestrel	EE	1 P	Wyeth	Drg.	Stediril 30/28	—	—
Levonorgestrel	EE	1 P	Wyeth	Drg.	Stediril-d	Stediril D	Stediril-d
Levonorgestrel	EE	2 ST	Wyeth	Drg.	Perikursal 21	Perikursal	Binordiol
Levonorgestrel	EE	2 ST	Schering	Drg.	Sequilar 21	Sequilar	Sequilar
Levonorgestrel	EE	2 ST	Schering	Drg.	Sequilar 28	—	—
Levonorgestrel	EE	3 ST	Wyeth	Drg.	Trinordiol 21	Trinoridol	Trinordiol
Levonorgestrel	EE	3 ST	Wyeth	Drg.	Trinordiol 28	—	—
Levonorgestrel	EE	3 ST	Schering	Drg.	Triquilar	Trigynon	Triquilar
Levonorgestrel	EE	3 ST	Schering	Drg.	Triquilar 28	—	—
Levonorgestrel	EE	3 ST	Asche	Drg.	Tristep	—	—
Levonorgestrel	EE	3 ST	Brenner-Efeka	Drg.	Triette	—	—
Levonorgestrel	—	Mi	Schering	Drg.	Microlut	—	Microlut
Levonorgestrel	—	Mi	Wyeth	Drg.	Mikro-30 Wyeth	—	—
Levonorgestrel	EE	IZ	Schering	Drg.	Tetragynon	—	Tetra-gynon

Progestagen	Östrogen	Präparate-Typ	Hersteller	Handelsform	Handelsname		
					D	A	CH
Lynestrenol	EE	NP	Nourypharma	Tbl.	Ovanon	Ovanon	Normo-phasic
Lynestrenol	EE	NP	Ercopharm	Tbl.	—	—	Ovanon
Lynestrenol	EE	NP	Nourypharma	Tbl.	Ovanon 28	—	—
Lynestrenol	EE	NP	ratiopharm	Kps.	Lyn-ratiopharm Sequenz	—	—
Lynestrenol	EE	1 P	Nourypharma	Tbl.	Pregnon 28	—	—
Lynestrenol	EE	1 P	Organon	Tbl.	Lyndiol	Lyndiol	—
Lynestrenol	EE	1 P	ratiopharm	Kps.	Lyn-ratiopharm	—	—
Lynestrenol	EE	NP	ratiopharm	Kps.	Lyn-ratiopharm Sequenz	—	—
Lynestrenol	EE	1 P	Organon	Tbl.	Ovoresta	—	Ovostat
Lynestrenol	EE	1 P	Organon	Tbl.	Ovoresta M	Restovar	Ovostat micro
Lynestrenol	EE	1 P	Ciba	Tbl.	Anacyclin	—	—
Lynestrenol	EE	1 P	Ciba	Tbl.	Anacyclin 28	—	—
Lynestrenol	EE	1 P	Geigy	Tbl.	Yermonil	Yermonil	Yermonil
Lynestrenol	EE	1 P	Geigy	Tbl.	Yermonil 28	—	—
Lynestrenol	—	Mi	Organon	Tbl.	Exlutona	—	Exlutona
Norgestrel	EE	1 P	Schering	Drg.	Eugynon 21	—	—
Norgestrel	EE	1 P	Schering	Drg.	Eugynon 28	—	—
Norgestrel	EE	1 P	Wyeth	Drg.	Stediril	—	—

148

Progestagen	Östrogen	Präparate-Typ	Hersteller	Handelsform	Handelsname D	A	CH
Norgestrel	EE	1 P	Labatec	Drg.	—	—	Ologyn, Ology micro
Norethisteron	EE	1 P	Grünenthal	Tbl.	Conceplan M	—	—
Norethisteron	EE	1 P	Cilag	Tbl.	Ovysmen 0.5/35	Ovysmen 0.5/35	Ovysmen 0.5/35
Norethisteron	EE	1 P	Cilag	Tbl.	Ovysmen 1/35	Ovysmen 1/35	Ovysmen 1/35
Norethisteron	EE	3 ST	Grünenthal	Tbl.	Synphasec	—	—
Norethisteron	EE	3 ST	Cilag	Tbl.	TriNovum	Trinovum	TriNovum
Norethisteron	—	Mi	Cilag	Tbl.	Micro-novum	Micro-novum	Micro-novum
Norethisteron	ME	1 P	Cilag	Tbl.	Ortho-Novum 1/50	Ortho-Novum 1/50, 1/80	Ortho-Novum 1/50, 1/80
Norethisteron-acetat	EE	1 P	Parke-Davis	Drg.	Etalontin 21	Etalontin 21	—
Norethisteron-acetat	EE	1 P	Parke-Davis	Drg.	Neorlest 21	—	—
Norethisteron-acetat	EE	1 P	Parke-Davis	Drg.	Orlest 21	Orlest 21	—
Norethisteron-acetat	EE	2 ST	Asche	Drg.	Sinovula	—	—
Norethisteron-enantat	—	ES	Schering	Inj.	Noristerat	—	—

Progestagen	Östrogen	Präparate-Typ	Hersteller	Handelsform	Handelsname		
					D	A	CH
Chlormadinon-acetat	EE	1 P	Merck	Tbl.	Menova	–	–
Chlormadinon-acetat	ME	1 P	Hermal	Drg.	Gesta-mestrol N	–	–
Chlormadinon-acetat	ME	2 P	Grünenthal	Drg.	Eunomin 21	–	–
Chlormadinon-acetat	EE	2 ST	Grünenthal	Filmtbl.	Neo-Eunomin	–	Neo-Eunomin
Cyproteron-acetat	EE	1 P	Schering	Drg.	Diane-35	Diane mite	Diane-35
Medroxyproge-steronacetat	–	ES	Upjohn	Inj.	–	–	Depot-Provera 150

Abkürzungen

EE: Ethinylestradiol (Äthinylöstradiol);
ME: Mestranol;
1 P: Einphasenpräparat: Östrogen und Progestagen während des gesamten Einnahmezyklus in gleicher Dosierung;
NP: Normophasisches Präparat = Sequenzpräparat mit reiner Östrogenphase in den ersten 7 Tagen, danach 15 Tage Östrogen + Progestagen;
2 P: Sonstige Sequenzpräparate (Zweiphasenpräparate) mit 11 Tagen nur Östrogen, danach 10 Tage Östrogen + Progestagen;
2 ST: Zweistufenpräparat: Östrogen und Progestagen während des gesamten Einnahmezyklus mit unterschiedlicher Dosierung im ersten und zweiten Teil;
3 ST: Dreistufenpräparat: Östrogen und Progestagen während des gesamten Einnahmezyklus, dreimal unterschiedliche Dosierung;
Mi: Minipille: nur Progestagen, ohne Pause;
ES: Einzelsubstanz;
IZ: Interzeptivum.

Wirkstoff(e)	Hersteller	Handelsform	Handelsname		
			D	A	CH
Antiprogestine					
Mifepriston = RU 486	Roussel Uclaf	–	–	–	–
Androgene					
Testosteronester	Schering	Inj.	Testoviron	–	–
Testosteronester	Schering	Inj.	Testoviron-Depot	Testoviron-Depot	Testoviron-Depot
Testosteronester	Ciba-Geigy	Inj.	–	–	Triolandren
Mesterolon	Schering	Tbl.	Proviron	Proviron	Proviron
Testolacton	Squibb-Heyden	Tbl., Susp.	Fludestrin	–	–
Östrogen-Androgen-Kombinationspräparate					
Östradiolvalerat + Prasteronenantat	Schering	Inj.	Gynodian Depot	Gynodian Depot	Gynodian Depot
Östradiovalerat + Testosteronenantat	Schering	Inj.	Primodian Depot	Primodian Depot	Primodian Depot
Östradiolester + Testosteronester	Organon	Inj.	–	–	Estandron-prolongatum

Wirkstoff(e)	Hersteller	Handelsform	Handelsname		
			D	A	CH
Anabolika					
Nandrolondecanoat	Organon	Inj.	Deca-Durabolin	Deca-Durabolin	Deca-Durabolin
Nandrolonhexoxyphenyl-propionat	Pharmacia	Inj.	–	–	Anadur
Metonolonacetat	Schering	Tbl.	Primobolan	Primobolan	–
Metonolonacetat	Schering	Tbl.	Primobolan S	–	–
Metonolonenantat	Schering	Inj.	Primobolan Depot	Primobolan Depot	Primobolan Depot
Metonolonenantat	Schering	Inj.	Primobolan Depot mite	–	–
Stanozolol	Winthrop	Tbl./Inj.	–	–	Stromba
Prostaglandine					
Gemeprost (PGE$_1$-Derivat)	Nourypharma	Vaginalzäpfchen	Cergem	Cergem	–
Dinoproston (PGE$_2$)	Nourypharma	Gel	Cerviprost	Cerviprost	Cerviprost
Dinoproston (PGE$_2$)	Organon	Gel	–	–	Prepidil
Dinoproston (PGE$_2$)	Upjohn	Vaginaltbl., Inj./Tbl.	Prepidil	Prepidil	Prostin E$_2$
Dinoproston (PGE$_2$)	Upjohn		Minprostin E$_2$	Minprostin E$_2$	
Sulproston (PGE$_2$-Derivat)	Schering	Inj.	Nalador	Nalador	Nalador
Dinoprost (PGF$_{2\alpha}$)	Upjohn	Inj.	Minprostin F$_{2\alpha}$	Minprostin F$_{2\alpha}$	–

Sachverzeichnis

*Alles, was Sie schon immer
über Hormone wissen wollten!*

F. A. Leidenberger, Hamburg (Hrsg.)

*Klinische Endokrinologie
für Frauenärzte*

1991. Etwa 480 S. 190 Abb. 210 Tab. Geb.
ISBN 3-540-52296-4

Wie der Titel bereits signalisiert, wendet sich der Autor vor
allem an niedergelassene Ärzte und Frauenärzte in Weiter-
bildung. Er berücksichtigt deshalb besonders die alltäglichen
Probleme der Frauenarztpraxis. Die wissenschaftlichen
Grundlagen dafür werden gleichfalls ausführlich behandelt.
Der erste, kürzere Teil des Buches befaßt sich ausgiebig mit
den biologischen und physiologischen Grundlagen der Endokrinologie. Er geht auch auf Randgebiete, wie die Immunolo-
gie und deren Bedeutung für die Endokrinologie, ein.
Der zweite, praktische Teil entwickelt aus
den neuesten wissenschaftlichen
Erkenntnissen detaillierte Anwei-
sungen, die sofort praktisch umgesetzt werden können. Tabellen
und zweifarbige Schemazeichnun-
gen, die komprimierte Informationen enthalten, sowie detaillierte
Dosisvorschläge, Fließschemata
und Arzneimittellisten erleichtern
die praktische Anwendung.

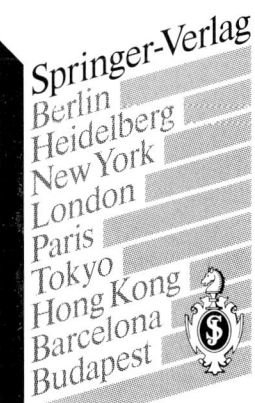

Springer-Verlag
Berlin
Heidelberg
New York
London
Paris
Tokyo
Hong Kong
Barcelona
Budapest

V. Friedberg, Überlingen-Hödingen (Hrsg.)

Medikamentöse Therapie in der Gynäkologie

1991. XVI, 302 S. 7 Abb. 62 Tab.
(Kliniktaschenbücher) Brosch. DM 48,–
ISBN 3-540-53220-X

Als aktueller Wegweiser gibt dieses Taschenbuch
einen Überblick über die medikamentöse Therapie
bei gynäkologischen Erkrankungen. Gegliedert nach
Krankheitsbildern werden die Möglichkeiten und
Grenzen der Arzneimitteltherapie dargestellt. In der
fast unüberschaubaren Menge von Medikamenten
und Therapiekonzepten ermöglicht das Buch die
Orientierung über Indikation, Wirkung und Dosierung
der verschiedenen Arzneimittel ebenso wie über
Kontraindikationen und
Nebenwirkungen. Kurz, aber
vollständig sind so alle für die
tägliche Arbeit wichtigen
Informationen griffbereit.

*Preisänderungen
vorbehalten.*

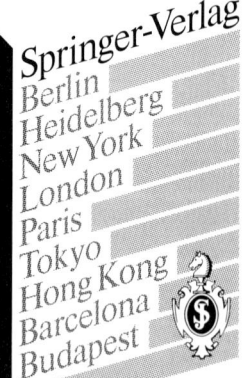

Springer-Verlag
Berlin
Heidelberg
New York
London
Paris
Tokyo
Hong Kong
Barcelona
Budapest